SALUD KETO

ORIOL RODA + NÉSTOR SÁNCHEZ

SALUD KETO

RECUPERA TU ENERGÍA INFINITA: LA GUÍA DEFINITIVA PARA COMPRENDER Y APLICAR LA DIETA CETOGÉNICA

Grijalbo

Papel certificado por el Forest Stewardship Council®

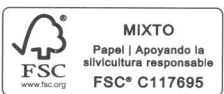

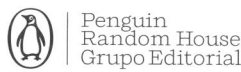

Primera edición: enero de 2024
Segunda reimpresión: enero de 2024

© 2024, Oriol Roda y Néstor Sánchez
© 2015, Penguin Random House Grupo Editorial, S. A. U.
Travessera de Gràcia, 47-49. 08021 Barcelona

Penguin Random House Grupo Editorial apoya la protección del *copyright*.
El *copyright* estimula la creatividad, defiende la diversidad en el ámbito de las ideas y el conocimiento, promueve la libre expresión y favorece una cultura viva. Gracias por comprar una edición autorizada de este libro y por respetar las leyes del *copyright* al no reproducir, escanear ni distribuir ninguna parte de esta obra por ningún medio sin permiso. Al hacerlo está respaldando a los autores y permitiendo que PRHGE continúe publicando libros para todos los lectores.
Diríjase a CEDRO (Centro Español de Derechos Reprográficos, http://www.cedro.org) si necesita fotocopiar o escanear algún fragmento de esta obra.

Printed in Spain – Impreso en España

ISBN: 978-84-253-6520-1
Depósito legal: B-17.848-2023

Compuesto por Olga Coderch

Impreso en Gómez Aparicio, S.L.
Casarrubuelos (Madrid)

GR 6 5 2 0 1

A mi mujer Anna, que ha tenido que soportar todos mis experimentos con la nutrición, el ayuno, el deporte y mil otras técnicas para mejorar la salud. No todos fueron exitosos 😂

ORIOL RODA

A Oriol: el mejor compañero para todo tipo de aventuras. Gracias por estimularme, enseñarme y escucharme.
Contigo siento que mis virtudes se potencian
A mi madre, que me sigue regalando su cariño y creatividad
A mi padre, del que heredé su pasión por el estudio
A mi hermano, que durante muchos años abrió camino para que mi vida fuera más fácil. Ahora más que nunca, gracias
A Blanca, que me estimula, me acompaña me sugiere y me da su apoyo y amor. Ella es parte de este libro
A Candela y Tao, porque mirarlos es desear un mundo mejor y de esto va el libro

Y por supuesto…

A mis pacientes que pagaron por enseñarme. Va por vosotros

NÉSTOR SÁNCHEZ

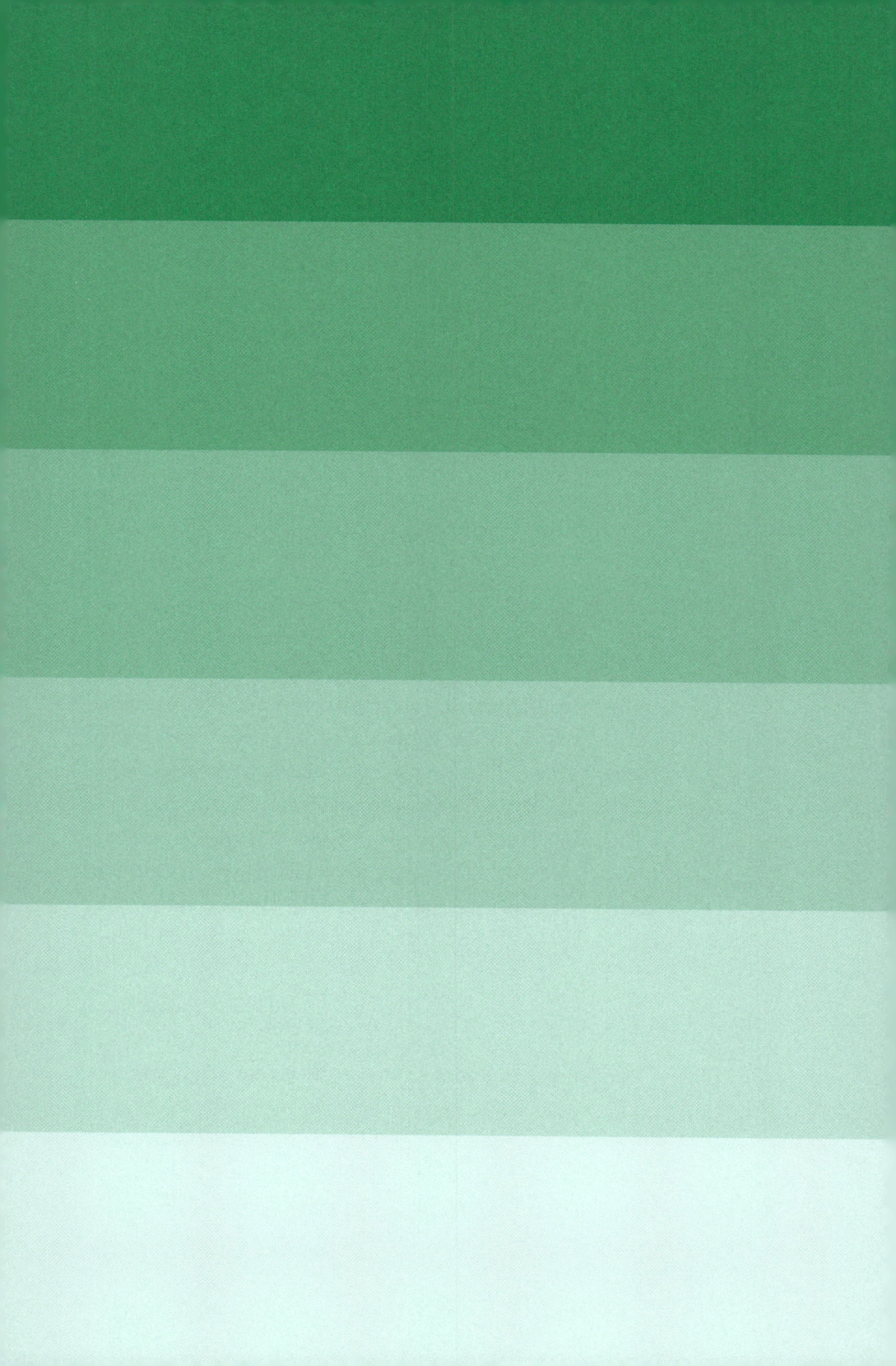

ÍNDICE

INTRODUCCIÓN	11
PARTE I: FUNDAMENTOS TEÓRICOS DE LA DIETA KETO	**15**
ALGO NO VA BIEN	17
POR QUÉ COMEMOS MÁS DE LO QUE NECESITAMOS	21
SISTEMA DE SACIEDAD Y SISTEMA HEDÓNICO	23
EL FRACASO DE LA DIETA HIPOCALÓRICA	27
LOVE YOUR FAT ♥	33
LA CETOSIS	39
BENEFICIOS DE LA DIETA CETOGÉNICA	45
LA DIETA CETOGÉNICA COMO HERRAMIENTA TERAPÉUTICA	57
LIMITACIONES Y RIESGOS DE LA DIETA CETOGÉNICA	75
PARTE II: LA DIETA KETO EN LA PRÁCTICA	**91**
PRINCIPIOS BÁSICOS	93
PREPARATIVOS PARA HACER UNA DIETA CETOGÉNICA	99
PROTOCOLOS DE INICIACIÓN	107
CÓMO SABER SI ESTÁS EN CETOSIS	117
QUÉ TE VA A PASAR CUANDO ENTRES EN CETOSIS	125
LA KETO FLU	133
CÓMO ADAPTAR LA KETO A TU VIDA	143
SALIR DE LA KETO	159
PARTE III: TÉCNICAS AVANZADAS Y PROBLEMAS COMUNES	**169**
SUPLEMENTACIÓN DE APOYO	171
DIETA CETOGÉNICA Y CICLO MENSTRUAL	183
ALIMENTACIÓN KETO EN EL EMBARAZO Y LA LACTANCIA	189
KETO EN FAMILIA	191
POR QUÉ NO CONSIGUES TUS OBJETIVOS	193
CONSOLIDAR LOS HÁBITOS	201
ANEXO: PLANIFICACIÓN KETO	213

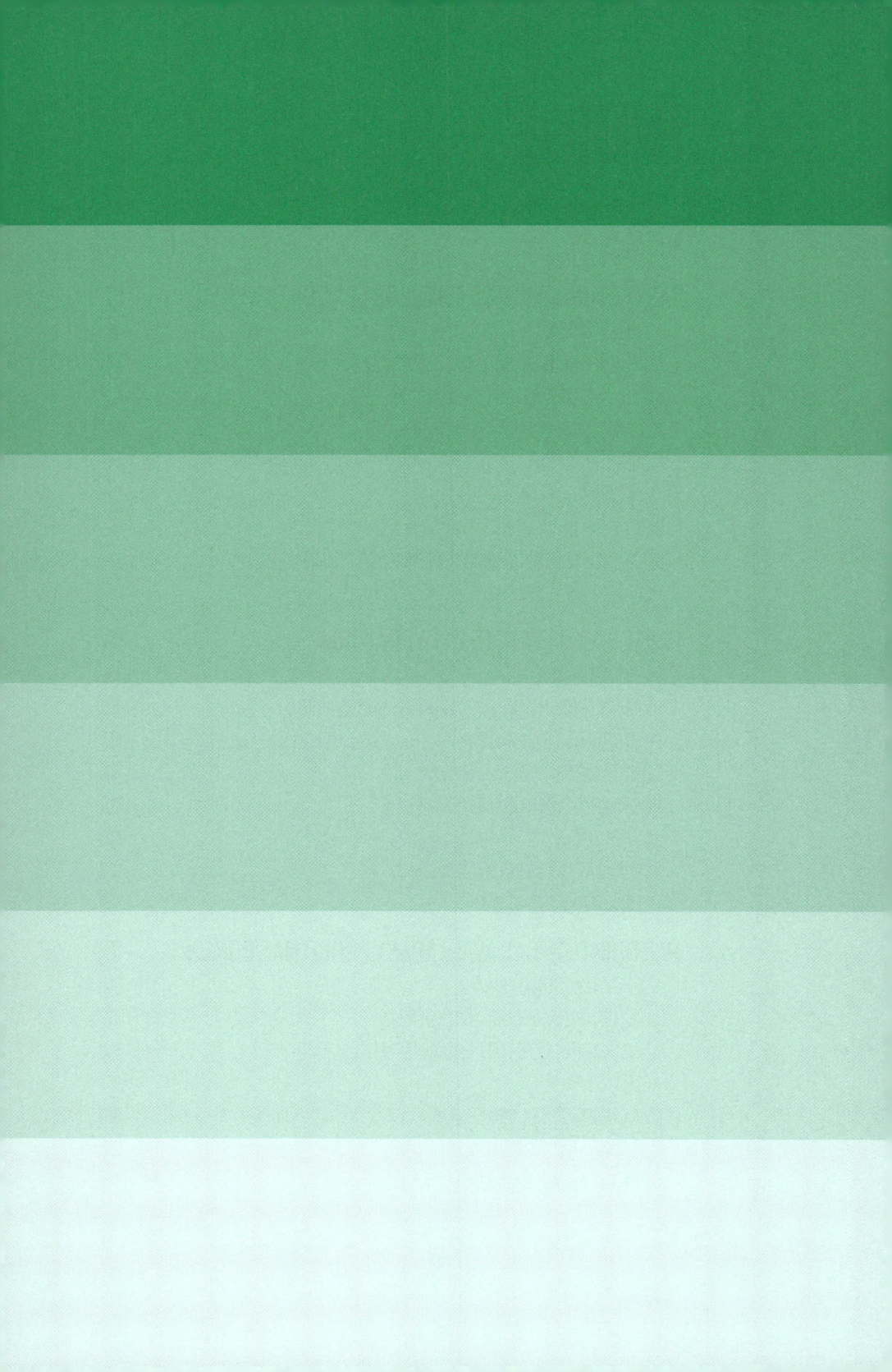

INTRODUCCIÓN

Este no es un libro de dieta cetogénica al uso.

No queremos convencerte de que existe un protocolo mágico que solucionará todos tus problemas, ni de que hay una intervención única que responde a todas las circunstancias vitales en las que te puedes encontrar.

Tampoco es un libro para enseñarte a contar macronutrientes. Si te interesa este tipo de enfoque, te lo podemos resumir rápido: para hacer keto fijándote solo en los macronutrientes, come un máximo de 30 gramos de carbohidratos al día y asegúrate de que el 70 por ciento de tu ingesta calórica provenga de la grasa.

Fácil, ¿no?

Pero estamos seguros de que esto no es lo que buscas.

Te habrás dado cuenta de que en la actualidad todo el mundo te ofrece soluciones mágicas: deja el gluten, haz la dieta X, toma magnesio y omega 3, sigue los cinco tips ultrasecretos del monje chino Fli-ping para jaquear tu salud… Pero ya habrás descubierto que no es así cómo funciona tu cuerpo. Aplicar remedios al azar no sirve para nada si antes no entiendes el problema que tienes.

El objetivo de este libro es explicarte por qué en los últimos años se ha disparado la prescripción de una estrategia nutricional tan particular como la alimentación cetogénica y por qué este tipo de dieta, bien aplicada, puede mejorar la vida de muchísimas personas. Incluida la tuya.

Empezaremos poniendo en evidencia que algo no va bien: **la especie humana vive una epidemia de obesidad y está más triste e inflamada que nunca**. Como veremos, esto es consecuencia de la deriva de los últimos cincuenta años.

A partir de aquí analizaremos cómo puede ayudarte a revertir este sufrimiento la alimentación cetogénica. Nos aseguraremos de que comprendas qué le sucede a tu cuerpo cuando, por ejemplo, limitas el consumo de carbohidratos y aumentas el de grasa. Por cierto, hoy en día esto puede parecer raro, pero en realidad ha sido normal durante toda la historia de la humanidad.

También aprenderemos cuándo es necesaria esta intervención y cuándo no, y qué tácticas puedes usar para que sea efectiva y se mantenga en el tiempo.

En definitiva, hemos escrito este libro para que dispongas de toda la información necesaria que te permita corroborar que el cambio de hábitos que te has planteado te ayuda a ganar en salud.

Llevamos muchos años en esto y sabemos que, si el cerebro no está a tu favor y boicotea tus resoluciones, va a ser muy difícil que incorpores alguna costumbre nueva en tu vida. Hemos ayudado a decenas de miles de personas a tener éxito en la aplicación de la dieta cetogénica y, lo más importante, hemos experimentado nosotros mismos diferentes protocolos y enfoques asociados a este tipo de alimentación. En la segunda parte del libro los describiremos todos con pelos y señales.

Esta experiencia, tanto la nuestra particular como la de aquellas personas a las que hemos acompañado en sus procesos de cambio, es sin duda la parte más valiosa del libro.

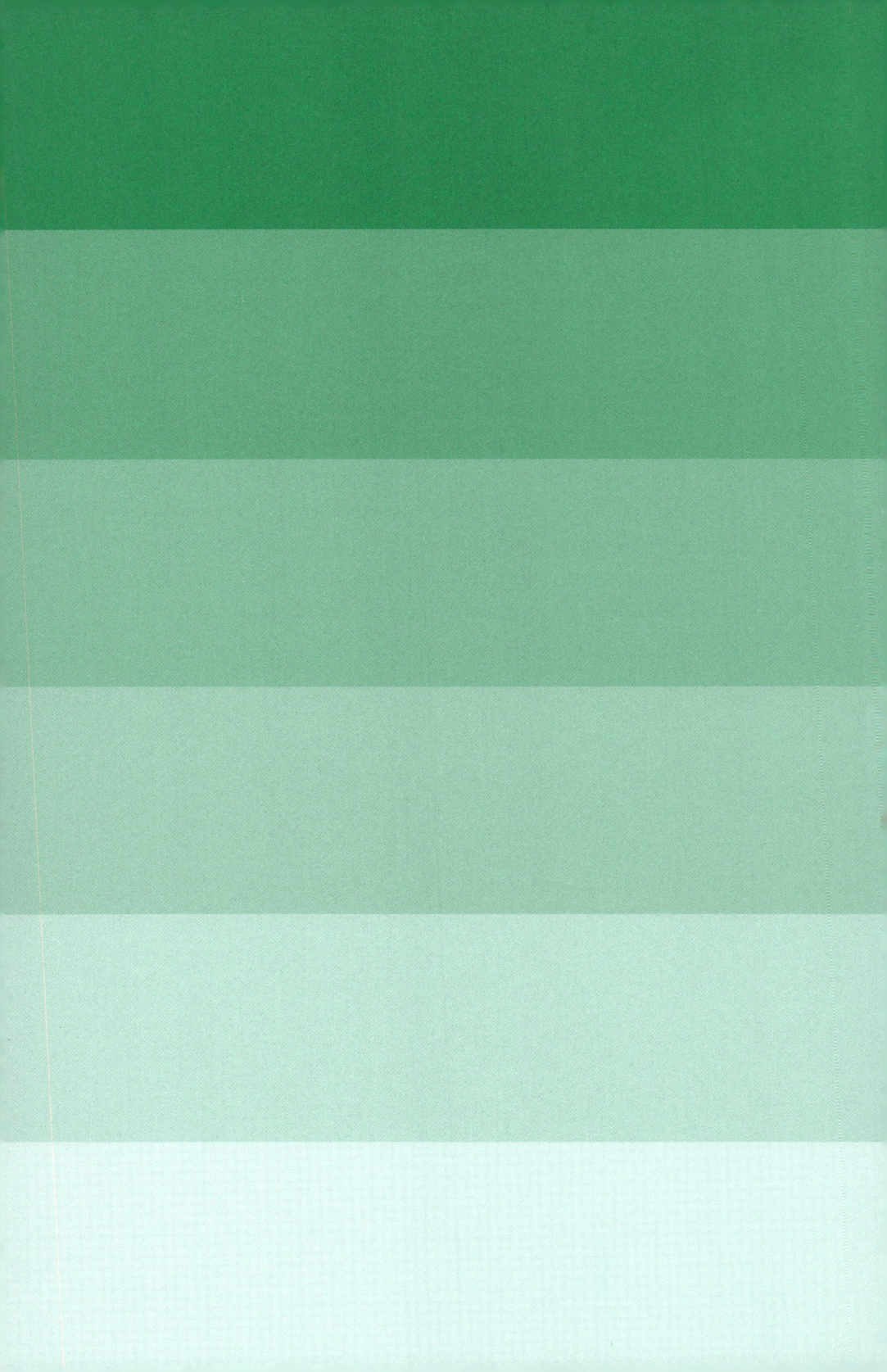

PARTE I:
FUNDAMENTOS TEÓRICOS DE LA DIETA KETO

ALGO NO VA BIEN

Está claro que algo no va bien en la salud de la humanidad. Bastan cuatro datos para verlo clarísimo:

1. 1.000 millones de personas (el 12,5 por ciento de la población mundial) sufren obesidad, diabetes o ambas.[1]
2. 20,5 millones de personas mueren al año por enfermedades cardiovasculares.[2]
3. Cada año mueren 2,8 millones de personas por problemas relacionados con el sobrepeso.[3]
4. Una de cada diez personas sufre una patología autoinmune que se empieza a desarrollar entre los cuarenta y los cincuenta años. En consecuencia, muchos de ellos se pasan entre cuarenta y cincuenta años enfermos.[4]

---

[1] https://www.who.int/news-room/fact-sheets/detail/obesity-and-overweight
[2] https://world-heart-federation.org/wp-content/uploads/World-Heart-Report-2023.pdf
[3] https://www.who.int/news-room/events/detail/2022/05/24/default-calendar/a-different-scale-global-action-to-address-obesity
[4] https://www.thelancet.com/journals/lancet/article/PIIS0140-6736(23)00457-9/fulltext

El sobrepeso se ha convertido en uno de los problemas más graves de nuestra sociedad. Y no es solo una cuestión estética, sino de salud.

El exceso de peso subyace en las cuatro causas de muerte más importantes en la población mundial:

1. el síndrome metabólico y la diabetes
2. las enfermedades cardiovasculares
3. las enfermedades neurodegenerativas
4. el cáncer

¿Qué te parece?

No nos negarás que son datos alarmantes. Y es que, de seguir así, en treinta años el 95 por ciento de la población mundial tendrá sobrepeso y una de cada tres personas, diabetes tipo II, enfermedad muy ligada a los hábitos de vida.

Además de afectar gravemente a la salud, nuestro estilo de vida actual, y en especial la forma de alimentarnos, tiene un fuerte impacto en nuestros recursos económicos. El coste anual que supone la diabetes en Europa es 15,9 mil millones de euros[5] y en Estados Unidos asciende a 327 mil millones de dólares.[6]

Para que te hagas una idea de lo que esto implica, piensa que la Organización Mundial de la Salud estima que con unos doscientos mil millones de dólares se podría erradicar el hambre en el mundo. Dicho de una forma más clara: cambiando nuestro estilo de vida y haciendo las cosas bien tendríamos seis veces más recursos de los que necesitamos para que nadie en el mundo pasara hambre.

Tal vez te preguntes: ¿Por qué no somos capaces de evitar todas esas enfermedades con la cantidad de avances tecnológicos que tenemos? ¿No podemos inventar una pastillita que lo cure todo?

---

[5] https://pubmed.ncbi.nlm.nih.gov/12136405/#:~:text=The%20estimated%20average%20yearly%20cost,billion%20for%20the%20eight%20countries
[6] https://diabetes.org/about-us/statistics/cost-diabetes

¡Ahí está la clave!

¡Esta pastillita ya existe, pero no nos damos cuenta porque tenemos un problema de enfoque!

Más abajo te contaremos cuál es esa «pastilla mágica» que lo soluciona todo, pero antes queremos manifestar que no somos catastrofistas.

Es cierto que debemos hacer frente a una crisis de salud importante, pero, en realidad, ahora estamos mejor que nunca. ¡Y podemos estar mucho mejor! En el pasado había grandes problemas de salud como las infecciones, la muerte perinatal y la desnutrición. La ciencia buscó las causas y encontró cómo tratarlos: descubrió que la higiene evita infecciones, que hay que potabilizar el agua, que algunas infecciones se pueden combatir con antibióticos, etc.

Todos estos avances consiguieron que la esperanza de vida pasara de sesenta años en la década de los cincuenta hasta los más de ochenta años de hoy en día.

Ahora bien, y aquí viene lo importante, el aumento de la esperanza de vida no ha venido acompañado de un incremento proporcional de la calidad de vida. Todos hemos visto el terrible deterioro que sufre la gente mayor y que muchos pasan los últimos años de su vida como tristes sombras de lo que han sido. Sin olvidar el coste que ese lento deterioro supone para las familias y la sociedad.

Por tanto, ahora nuestro problema más grave no es que muramos pronto, sino que tenemos una vida larga, de mala calidad y llena de sufrimiento. Han mejorado los tratamientos, pero nuestra calidad de vida ha empeorado.

POR QUÉ COMEMOS MÁS DE LO QUE NECESITAMOS

¿Qué ha cambiado en las últimas décadas para que aparezcan todas las patologías que mencionábamos al inicio del capítulo anterior?

¿Ha cambiado la genética? No.

¿Ha cambiado la fisiología del ser humano? No.

Lo que ha cambiado es el entorno. La salud del ser humano depende, en gran medida, de los contaminantes a los que estamos expuestos, de si vivimos en el campo o la ciudad, de cuánto y cómo nos movemos y, sobre todo, de qué, cuánto y cuándo comemos.

La medicina evolutiva considera que, si los humanos hemos vivido el 99,99 por ciento de nuestra historia en un entorno determinado, probablemente este sea el que mejor nos sienta. Esto significa, por ejemplo, que deberíamos vivir más al aire libre, como nuestros ancestros, en lugar de pasar la mayor parte del tiempo encerrados sin exponernos al sol. Con nuestro estilo de vida actual, no es de extrañar que gran parte de la población tenga un déficit alarmante de vitamina D.[7]

Otro gran cambio que se ha producido en las últimas décadas es el aumento exponencial del consumo de productos procesados. Nosotros

---

[7] https://www.nature.com/articles/s41430-020-0558-y.pdf

lo denominamos «la epidemia de los ultraprocesados». Este cambio está teniendo consecuencias nefastas para nuestra salud. De hecho, explica en gran medida la pandemia de obesidad que sufre hoy en día el ser humano.

¿Cómo hemos llegado hasta aquí? ¿Cómo surge esta alta propensión a la obesidad y a las enfermedades derivadas de ella? Veámoslo desde el punto de vista de la medicina evolutiva.

Durante millones de años, nuestros antepasados vivieron en un entorno con poca comida y mucha competencia. Para sobrevivir desarrollaron el instinto de aprovechar cualquier alimento disponible y un metabolismo que les permitía superar periodos de escasez. Estas adaptaciones, que nos funcionaron tan bien en el pasado, se han vuelto contra nosotros en nuestra sociedad de la abundancia. En la actualidad la escasez y la competencia por conseguir alimento han disminuido, o incluso desaparecido en muchos lugares del mundo. Se ha generado una economía basada en el consumo, donde la industria alimentaria crea productos que nos incitan a comer más. ¡Y lo malo es que lo hace increíblemente bien!

Toma nota porque esto que te explicaremos ahora es muy importante, quizá lo más importante del libro: **la industria alimentaria diseña sus productos para confundir a nuestro cuerpo y hacer que comamos más de lo que necesitamos. Los productos procesados literalmente nos enferman.**

Llegar a esta conclusión fue fundamental para nosotros, pues durante algún tiempo no entendíamos por qué nuestro organismo no mandaba una señal de BASTA cuando ya había acumulado reservas de sobra y no necesitaba seguir ingiriendo alimentos. Hasta que descubrimos que sí existe ese mecanismo. ¡Por supuesto que existe! El problema es que los alimentos procesados lo confunden y hacen que sigamos comiendo.

Veamos cómo funciona la cosa.

SISTEMA DE SACIEDAD Y SISTEMA HEDÓNICO

En condiciones normales, tu cuerpo es capaz de identificar cuándo has comido suficiente. La dilatación del estómago, el paso de la comida por el intestino o la llegada de energía a las células activan señales hormonales y neurológicas que le dicen a tu cerebro que debes dejar de comer. Ahora bien, si el cerebro interpreta que algo es muy apetecible, se activan áreas relacionadas con la recompensa y el hedonismo que bloquean las alarmas de saciedad del cuerpo para que no paremos de comer.

Para ilustrar esto siempre ponemos el mismo ejemplo. Vas a comer el fin de semana a un restaurante. Tomas un aperitivo y empiezas a picar. Luego, te sirven el primer plato con una ración bastante abundante. Cuando llega el segundo, casi no te lo puedes ni acabar. Sin embargo, cuando el camarero te enseña la carta de postres, de pronto, no sabes cómo, se te abre el apetito de nuevo y encuentras un «huequecito» para ese pastel de chocolate que has visto de reojo en la mesa de al lado y que ofrecía un aspecto tan delicioso. Este comportamiento, que puede parecer ilógico, tiene en realidad su sentido, pues forma parte de otro mecanismo biológico que nos ha ayudado durante millones de años a sobrevivir como especie: el sistema hedónico. ¿Qué hacían nuestros antepasados remotos si se topaban con un panal de miel o un árbol repleto de fruta? ¿Comer solo un poquito? ¡Claro que no! Si tenían la oportunidad, se lo comían todo antes de que otro animal lo hiciera. Era lo correcto para sobrevivir. Nuestro cuerpo bloqueaba entonces el sistema de saciedad e ingería todo lo que podía para acumular reservas.

Es determinante entender que somos los descendientes de millones de generaciones de reptiles hambrientos, mamíferos hambrientos y humanos hambrientos que luchaban por conseguir alimento y que, cuando lo encontraban, almacenaban todo lo que podían para superar los periodos de escasez. Después de doscientos millones de años de evolución, ya te puedes imaginar que ese mecanismo está bastante perfeccionado.

Resumiendo, nuestra evolución ha hecho que terminemos con dos mecanismos para regular el hambre: uno que nos incita a dejar de comer cuando nos sentimos saciados (sistema de saciedad) y otro que bloquea el anterior cuando nos hallamos ante comida que nuestro instinto nos dice que no podemos desperdiciar (sistema hedónico). Los alimentos que activan el segundo son, en general, los ricos en carbohidratos. La razón es sencilla: estos alimentos son escasos y perecederos en el mundo natural y la competición por conseguirlos es tremenda.

¿Qué ocurre actualmente en la industria alimentaria?

Pues que aprovecha ese sistema hedónico, esa especie de hack mental de nuestro propio organismo, para diseñar productos comestibles con una alta palatabilidad, palabreja que describe la capacidad de un alimento de resultar agradable al paladar. Es decir, diseña, produce y comercializa alimentos que nos resultan prácticamente irresistibles y que, aunque estemos saciados, a menudo seguimos comiendo.

La cosa ha llegado a un nivel de sofisticación tal que, antes de lanzar un nuevo producto, las empresas alimentarias realizan numerosos estudios de sabor y ensayos para saber qué formulación resulta más atractiva al paladar. Es decir, cuál tiene mayor capacidad de confundir al cerebro para que inhiba su sistema de saciedad, estimule el del placer y nos empuje a seguir comiendo, aunque no lo necesitemos.

Lo diremos de forma clara: **la principal causa de la pandemia de obesidad que estamos sufriendo es la elevada y deliberada palatabilidad de los alimentos que consumimos.** Es por eso por lo que evitar los procesados resulta suficiente, en la mayoría de los casos, para que el cuerpo recupere los mecanismos de hambre-saciedad y normalice el peso. De hecho, una de las razones por las que la dieta cetogénica funciona tan bien y tiene tantos adeptos es que, al evitar todos los productos e ingredientes que estimulan el sistema hedónico, se recupera el equilibrio metabólico en un tiempo récord.

Eliminar los procesados de la dieta y recuperar los mecanismos de hambre-saciedad te devuelve la confianza en tus propias señales corporales y evita que tengas que comer siete veces al día para no sentir hambre.

Por cierto, aprovechamos para decirte que hacer muchas comidas pequeñas a lo largo del día para no sentir nunca hambre es un gran disparate. El hambre es justamente la señal adecuada para regular las ingestas. Cuando consumas alimentos en vez de procesados, tu cuerpo y mente funcionarán adecuadamente y te dirán cuándo has de comer y cuándo ya tienes suficiente. Comerás cuando tengas hambre y pararás cuando tu cuerpo te diga que está saciado. Te aseguramos que si comes un buen chuletón con un gran plato de verduras no tendrás ganas de comerte otro chuletón al cabo de hora y media.

¿Cuál es el primer paso para lograr esto?

Pues dejar la lectura del libro un momento y, antes de seguir adelante, inspeccionar tu nevera y tu despensa, reunir todos los procesados y tirarlos para que dejen de tentarte. Porque todos somos, parafraseando a Ortega y Gasset, nosotros y nuestra circunstancia, y no nos salvaremos si no la salvamos a ella.

Por cierto, te habíamos prometido desvelarte cuál es la «pastilla mágica» que lo cura todo, ¿verdad? Pues se trata, simplemente, de recuperar el estilo de vida que hemos seguido durante el 99,99 por ciento de nuestra historia como seres humanos, el estilo de vida al que nuestro cuerpo y mente están ya adaptados.

¿Significa esto que hemos de volver a dormir en cuevas y alimentarnos solo de bayas y de lo que seamos capaces de cazar?

¡No, no te asustes!

Podemos continuar con la vida confortable que tenemos y simplemente cambiar un poquito nuestros hábitos para evitar los problemas que esta sociedad de la abundancia nos causa, como son comer demasiado y mal, y movernos muy poco.

Te explicaremos más adelante cómo hacerlo porque, aunque es una solución sencilla, no siempre resulta fácil aplicarla. Pero antes queremos que entiendas de una vez por todas por qué fracasan las dietas actuales.

EL FRACASO DE LA DIETA HIPOCALÓRICA

Como seguramente ya sospechabas, hacer dieta es algo más complejo que consumir menos calorías de las que quemas. No es fácil llegar a esta conclusión, ya que la lógica de la dieta hipocalórica es aplastante:

1. Si comes más de lo que gastas, acumulas grasa.
2. Si comes menos de lo que gastas, eliminas grasa.
3. Por tanto, para perder peso tienes dos opciones: o gastas más energía o comes menos.

Según este punto de vista, para solucionar un problema de obesidad basta con regular el balance energético: disminuir la ingesta (comer menos) o aumentar el gasto (movernos más). Este es el modelo que sigue copando las principales recomendaciones de regulación del peso realizadas por los organismos oficiales. Por ejemplo, el USDA (Departamento de Agricultura de Estados Unidos) recomienda en su guía para el periodo 2020-2025 lo siguiente: «Para bajar de peso se requiere que los adultos reduzcan la cantidad de calorías que obtienen de los alimentos y bebidas, y aumenten la cantidad gastada mediante la actividad física».[8]

¡Y nosotros estamos absolutamente de acuerdo con esta recomendación! Sin embargo, esta atractiva simplicidad oculta varios problemas importantes.

PRIMERO:

Afirmar que engordamos porque gastamos menos de lo que consumimos es una perogrullada. Es como decir que es de día porque ha salido el sol. No nos explica por qué ocurre esto ni qué mecanismos biológicos están detrás de esta evidencia.

SEGUNDO:

Al asumir que el único factor para tener en cuenta es el balance energético, la dieta hipocalórica solo plantea intervenciones centradas en hacer que las personas coman menos (consumir productos light, comer poco aunque tengas hambre, etc.). No considera cómo funcionan los mecanismos de control y regulación de la saciedad ni el sistema hedónico que hemos descrito anteriormente. De hecho, muchas de las recomendaciones nutricionales que se hacen no funcionan porque no sopesan la dificultad que supone resistirse a la comida hiperpalatable ni las sensaciones incómodas que genera no poder comer cuando todavía tienes hambre, o, por el contrario, tener que comer sin hambre solo porque es la hora de la comida.

TERCERO:

El modelo de restricción calórica considera que todas las calorías funcionan metabólicamente de la misma manera en el organismo. Visto

---

[8] https://www.nature.com/articles/s41430-020-0558-y.pdf

así, sería mejor comer un puñado de gominolas, que tienen 200 calorías, que un puñado de almendras, que tienen 231 calorías. Pero el sentido común nos dice que esto no cuadra, ¿verdad?

CUARTO:

La realidad es inapelable y resulta que, aunque a corto plazo la dieta hipocalórica puede funcionar, el 80 por ciento de las personas que pierden peso de esta forma lo recuperan en los meses siguientes. Y no solo eso: ¡el 40 por ciento acaba pesando más que cuando empezó la dieta![9]

Por todo esto y más, consideramos que, aunque tener un balance energético negativo es imprescindible para perder peso, la manera de conseguirlo es también muy importante. Y es aquí donde aparece la dieta keto.

Ante el enorme fracaso de las dietas hipocalóricas tradicionales, en el seno de la ciencia ha surgido un movimiento revolucionario que está transformando el mundo de la nutrición y que se ha concretado en la dieta cetogénica. Hemos hecho avances fundamentales en la comprensión de por qué ocurren muchos de los desórdenes metabólicos que son causa de la obesidad. Sabemos, como ya apuntábamos en el capítulo anterior, que el peso corporal está controlado por sistemas complejos e interconectados que involucran distintos órganos, hormonas y vías metabólicas. Así, hemos logrado desbaratar el modelo clásico de contar calorías, tan simple a nivel matemático como ineficaz cuando se aplica al organismo de las personas, y hemos identificado una nueva forma de alimentarnos más acorde con nuestra realidad actual como seres humanos.

En el capítulo anterior hemos visto que los productos hiperpalatables confunden al cerebro y nos hacen comer, aunque no lo necesitemos, lo que desbarata completamente nuestro balance energético. Pero, por desgracia, eso no es todo. Además de la confusión mental

---

[9] Unexpected Clues Emerge About Why Diets Fail - Scientific American

que provocan, los productos ultraprocesados también tienen otro efecto secundario nefasto: nos hacen perder la capacidad de usar las reservas de grasa.

Estos productos están constituidos esencialmente a base de carbohidratos. Nuestro metabolismo los consume con rapidez y, al cabo de cuatro horas sin comer, nos coge una «pájara» y volvemos a tener un hambre feroz e insaciable.

¿Por qué sucede esto?

Porque cuando consumimos un alimento muy rico en carbohidratos (por ejemplo, un plato de arroz blanco, pan, pasta o muchos zumos de frutas), el cuerpo responde produciendo una hormona llamada insulina. Esta hormona es de suma importancia y tiene muchas funciones, entre ellas:

1. Ayuda al cuerpo a introducir los carbohidratos en los tejidos.
2. Si sobran carbohidratos, induce su transformación en grasa.
3. Bloquea el uso de tus reservas de grasa, pues identifica que está llegando ya suficiente combustible de lo que comemos.

Digamos que la insulina actúa como tu asesor financiero personal: cuando llega dinero (lo que comemos), primero cubre todos los gastos mensuales (mover los músculos, energía para el cerebro), luego pone una parte de los ahorros a corto plazo (glicógeno hepático o muscular) y lo que sobra lo coloca en los ahorros a largo plazo (grasa). Y, sobre todo, impide que uses esos ahorros, como si tuvieras que guardarlos para cuando te jubiles.

Este mecanismo funciona muy bien en el mundo natural, donde la comida es escasa, pero se vuelve loco cuando comemos en exceso y el 80 por ciento de lo que ingerimos es trigo y sus derivados.

Cuando la ingesta de carbohidratos es muy alta, también lo es el pico de insulina, que tarda mucho tiempo en volver a su nivel basal. Esto produce un pequeño desfase: hay un momento en que los carbohidratos ya se han agotado, pero la insulina aún permanece alta, por lo que tenemos niveles de azúcar bajos en sangre e incapacidad para movilizar reservas. En este punto, a tu cerebro no le queda más remedio que producir hambre de nuevo para que ingieras más carbohidratos, y no porque no tengas energía, sino porque no la puedes usar.

Es un círculo vicioso que se resume así:

1. Ingieres muchos carbohidratos, lo que produce un pico de insulina que activa la captación de glucosa y frena la movilización de reservas.
2. Los tejidos absorben rápidamente la glucosa, pero la insulina se mantiene alta más tiempo y esto provoca un desfase durante el que el cerebro «cree» que no hay energía disponible.
3. El cerebro produce un hambre feroz y disminuye el metabolismo.
4. Regresas al punto 1, o sea, a ingerir más carbohidratos, y vuelta a empezar.

Este proceso, tan sencillo y complejo a la vez, es la razón fisiológica por la que acumulamos grasa y por la que todas las intervenciones que tan solo se basan en comer menos (sin tener en cuenta lo que comemos) fracasan.

UN PEQUEÑO RESUMEN ANTES DE SEGUIR

Podríamos resumir lo que hemos aprendido hasta ahora de esta forma:

1. Nuestro cuerpo está diseñado para un mundo de escasez donde acumular grasa era la mejor estrategia para sobrevivir.
2. Nuestro sistema de control del hambre nos indica cuándo parar de comer, pero se inhibe cuando tenemos delante alimentos que, según interpreta nuestro sistema hedónico, no podemos desaprovechar.
3. La industria alimentaria aprovecha este hack mental para crear productos procesados hiperpalatables (de sabor irresistible) que nos inducen a comer más de lo que necesitamos.
4. Estos mecanismos de hambre y saciedad hacen muy difícil seguir una dieta hipocalórica, pues esta solo tiene en cuenta cuánto comemos, no qué comemos.
5. Los productos procesados, que suelen ser muy ricos en carbohidratos, inhiben nuestra capacidad de utilizar nuestras propias reservas de energía en forma de grasa.

Profundicemos ahora un poco más en cómo se acumula la grasa y cuál es su papel en nuestro organismo.

LOVE YOUR FAT ♥

Es probable que te hayas comprado este libro con la intención de perder grasa. Y es que, hoy en día, los michelines o el trasero ancho se han convertido en una auténtica lacra social. Ahora bien, esto no siempre fue así. Durante la mayor parte de la historia de la humanidad tener «carnes» resultaba muy atractivo y era señal de salud y prosperidad. Al fin y al cabo, más grasa significaba más probabilidades de sobrevivir y de poder tener descendencia.

Como ya hemos comentado, los mecanismos metabólicos que te permiten acumular grasa de forma tan eficiente son el resultado de millones de años de evolución. Piensa que hasta hace muy poco nuestros ancestros sufrían hambrunas de forma recurrente, por lo que necesitaban acumular energía para sobrevivir. Por tanto, te pedimos que dejes de pensar que tu gran capacidad para acumular grasa es una mala jugada del destino y que la valores como una magnífica respuesta natural de tu cuerpo y como un recurso positivo. Dicho de otra forma: ¡ama tu grasa!

Sabemos que esto que te pedimos no es fácil. Durante toda tu vida te han bombardeado con la idea de que la grasa es mala, y seguramente sentirás cierto escepticismo ante cualquier afirmación que vaya contra esta «verdad establecida». Nuestra intención en este capítulo es ofrecerte una visión sobre la grasa distinta a la que te han mostrado hasta ahora. Tú, luego, ya decidirás si cambias de opinión o no.

Empecemos.

Lo primero que necesitas saber es por qué almacenamos grasa y no otra molécula. Uno podría pensar que sería mejor almacenar carbohidratos, ya que nuestro cuerpo tiene predilección por ellos. Pero un sencillo dato nos explica por qué el cuerpo prefiere acumular grasa: **un gramo de grasa aporta al cuerpo 2,25 veces más energía que un gramo de carbohidratos**. Y lo hace de manera más eficiente, pues no requiere de agua para fijarla a los tejidos.

> Veamos un ejemplo:
>
> - ✓ Supongamos que cada día tu cuerpo necesita 2.000 kilocalorías para funcionar.
> - ✓ Los carbohidratos aportan 4 kilocalorías por gramo y, además, necesitas 4 gramos de agua para estabilizar cada gramo de carbohidratos.
> - ✓ En consecuencia, si tuvieras que almacenar esta energía en forma de carbohidratos, pesaría 2 kilogramos.
> - ✓ Por el contrario, cada gramo de grasa aporta 9 kilocalorías y no requiere de agua para estabilizarse. Eso implica que solo necesitas 222 gramos de grasa para almacenar 2.000 kilocalorías.

Esta es la razón por la que tu cuerpo almacena sobre todo grasa. Esto no quiere decir que no guarde también carbohidratos. El hígado y los músculos tienen una reserva, ya que las neuronas y otras células necesitan glucosa para sobrevivir, y además la glucosa es el combustible que usamos cuando realizamos actividad física de alta intensidad. Pero solo tenemos reservas para unas pocas horas, primero porque (como ya te hemos contado) ocupa mucho espacio y, segundo, porque nuestro hígado es capaz de sintetizar glucosa a partir de las grasas y las proteínas.

El segundo punto que te interesa saber es por qué la grasa se acumula en esos dichosos michelines y no se reparte de forma uniforme por todo el cuerpo. Veamos.

Cuando llegas a casa después de hacer la compra, metes en la nevera lo que utilizarás inmediatamente y el resto en el congelador para usarlo más adelante, ¿verdad? Pues en el cuerpo sucede algo parecido. Cuando ingieres alimentos, el cuerpo los distribuye siguiendo una jerarquía de prioridades vitales. Primero los lleva a las «neveras» de:

1. el sistema inmune
2. los músculos que están trabajando
3. los órganos viscerales
4. los músculos en reposo y el tejido conjuntivo

Las células de estos órganos y tejidos usan los nutrientes que necesitan para sus funciones diarias. Si reciben más energía de la necesaria, la transforman en grasa y la almacenan en pequeñas «bolsas lipídicas» dentro la célula. Ahora bien, la grasa intracelular tiene tendencia a oxidarse y las células no pueden almacenar demasiada, ya que esto las podría dañar. Por eso, cuando alcanzan su límite, cierran las puertas de entrada.

¿Qué pasa, entonces, si seguimos comiendo y llevando nutrientes al cuerpo? Pues que este excedente se acumula, también en forma de grasa, en un tejido especial que tiene como función almacenar la grasa de forma segura: el tejido adiposo. O sea, el «congelador» del cuerpo.

Sus células, los adipocitos, tienen la capacidad de acumular ingentes cantidades de grasa sin que esta se oxide. Se trata en realidad de un mecanismo de defensa para que los órganos más importantes del cuerpo no se vean dañados por el exceso de nutrientes. Sin un sistema como este, la grasa de cada célula se oxidaría y enfermaríamos de inmediato. El problema es que, si acumulamos mucha grasa en el tejido adiposo y no la usamos, engordamos.

Desde un punto de vista evolutivo, esta estrategia de acumulación de grasa fue extremadamente útil en momentos en los que necesitábamos comer de más, como apuntábamos antes. Por ejemplo, cuando cazábamos un mamut y no sabíamos cuándo podríamos volver a cazar el siguiente. Metíamos el excedente en nuestro congelador interno para tener reservas y poder sobrevivir. De esta forma, cuando tocaba perseguir a un nuevo mamut, podíamos usar esa energía acumulada. Y, de paso, esa grasa almacenada en el tejido adiposo nos protegía el cuerpo en épocas de frío, como en el caso de otros animales, desde las focas hasta los osos polares.

Ahora bien, hoy en día no perseguimos mamuts y disponemos de ropa y calefacción para protegernos del frío. Por tanto, no precisamos un congelador tan lleno. De hecho, tenerlo muy lleno es perjudicial para nuestra salud. Se ha comprobado que a medida que crece el tejido adiposo, se liberan sustancias que activan el sistema inmunitario y producen inflamación. Esto es extremadamente relevante, pues la mayor parte de las disfunciones que sufre el ser humano moderno, como el síndrome metabólico, la depresión o las patologías autoinmunes, tienen como mecanismo de base la inflamación.

Por tanto, las reservas de grasa corporal no constituyen un problema, el problema es que no las utilizamos y se acumulan. En condiciones normales nuestro cuerpo cuenta con mecanismos para regular el hambre y activar el uso de estas reservas energéticas, pero muchas personas han perdido esta capacidad. El exceso constante de comida procesada les hace comer de forma compulsiva más de lo que necesitan. Y el exceso de carbohidratos les impide activar sus reservas y les genera hambre, aunque tengan el congelador a tope. Su cuerpo ha «olvidado» cómo hacerlo. Es como esa persona que hace tiempo invirtió un dinero simbólico en criptomonedas y con los años acumuló millones de euros, pero cuando quiso recuperar el dinero había olvidado la clave de acceso.

Este es el círculo vicioso en el que se encuentran atrapadas millones de personas. Un círculo vicioso que conduce a la obesidad y a sus enfermedades asociadas. Por suerte, la alimentación cetogénica bien utilizada es una manera de «recuperar» el control de acceso y tener a tu disposición de nuevo esos miles de kilocalorías acumuladas.

LA CETOSIS

Ahora que ya sabes por qué la manera de comer actual está alterando profundamente tu metabolismo es un buen momento para que, por fin, te presentemos una alternativa que te permitirá recuperar la normalidad metabólica: la alimentación cetogénica.

Este enfoque nutricional toma el nombre del estado metabólico que induce, caracterizado por la liberación en el torrente sanguíneo de unas sustancias llamadas «cuerpos cetónicos». Dicho estado se llama cetosis.

Somos conscientes de que la cetosis no tiene muy buena fama, lo cual resulta sorprendente, pues, en realidad, se trata de un estado natural y muy beneficioso que se da cuando nuestro cuerpo se queda sin alimento externo y empieza a usar las reservas de grasa que ha acumulado.

La cosa funciona de la siguiente manera: cuando tu cuerpo percibe que se está quedando sin energía, primero activa las reservas musculares y hepáticas de glucógeno, que es la forma en la que almacenamos carbohidratos. Estas reservas, aunque son de rápido acceso, resultan muy limitadas, ya que el glucógeno nos da energía solo para unas horas o minutos, dependiendo de tu nivel de actividad. Si durante este periodo consigues comida, todo vuelve a los cauces normales. Si no, tu cuerpo advierte que te estás quedando sin energía y activa las reservas de grasa.

Nuestro metabolismo está diseñado para situaciones de escasez de alimento; por eso cuando te quedas sin comida, se activan las reservas de grasa de tu tejido adiposo, que tienen energía para muchos días, incluso meses.

Ahora bien, las grasas tienen dos problemas:

1. No pueden atravesar la barrera hematoencefálica del cerebro y, por tanto, no llegan a las neuronas.
2. Al contrario que la glucosa, se movilizan más lentamente y son más difíciles de «quemar».

La biología ha encontrado maneras de solventar estos problemas. Por un lado, ha convertido el cerebro en el emperador de nuestro cuerpo, de manera que ante cualquier déficit de energía él es el primero en recibir la que esté disponible. Esto es importante, porque el cerebro consume mucho. ¡Es insaciable! Aunque solo representa el 2 por ciento de nuestro peso, consume el 20 por ciento de la energía.

Por otro lado, ha dispuesto que el hígado sea capaz de convertir las grasas en cuerpos cetónicos, unas moléculas que pueden entrar en nuestro cerebro y son una fuente de energía más rápida.

Por tanto, la cetosis es una elegante solución que nos permite usar la grasa para aportar energía a órganos tan vitales como el cerebro y el corazón. De hecho, la cetosis ha sido un estado habitual del ser humano durante la mayor parte de nuestra historia. No había que inducirla, sino que era inevitable por la realidad en la que vivíamos. Había momentos en los que no encontrábamos comida o la que encontrábamos era muy pobre en carbohidratos, y en estas situaciones la cetosis era sumamente beneficiosa, ya que nos posibilitaba funcionar al 120 por ciento de nuestra capacidad usando las reservas de grasas.

Por cierto, ¿os habéis fijado que hemos puesto 120 por ciento? Ha sido de manera deliberada, claro. ¿Te sorprende? Pues, si lo piensas, verás que tiene todo el sentido.

El estado de cetosis se produce por la ausencia de alimento, por lo que solo nos quedaba una opción: ¡teníamos que encontrar comida a toda prisa! Era imprescindible estar muy despiertos y activos para salir a cazar o recolectar. Por tanto, necesitábamos disponer de energía para seguir alimentando los órganos de los que dependía nuestra supervivencia: el cerebro, el corazón y, sobre todo, la musculatura. Y, por contra, era el momento de calmar al sistema inmune para que no pidiera energía y nos agotara, como ocurre, por ejemplo, cuando tenemos una infección.

Esta es la explicación de por qué mucha gente, cuando está en cetosis, experimenta la sensación de tener más energía que nunca y una claridad mental extrema. Y enlaza con lo que comentábamos antes sobre los problemas de comer un exceso de carbohidratos de forma constante, uno de los cuales es la impresión de cansancio crónico. Al no usar la grasa no solo engordamos, sino que también nos instalamos en un estado metabólico con consecuencias nefastas: mala gestión energética, sistema inmunitario sobreactivado, falta de concentración, necesidad de comer muy a menudo y, como apuntábamos, cansancio crónico.

¿Dónde hubiéramos llegado como especie si a las tres horas de no encontrar comida estuviéramos ya fatigados, irritados y con poca capacidad para pensar?

El «problema» es que ahora tenemos acceso constantemente a comida, por lo que nuestro organismo ha olvidado que puede recurrir a la producción de cuerpos cetónicos. Y con la dieta cetogénica vamos a «recordárselo».

En la actualidad, solamente entramos en cetosis cuando nuestro sistema inmunitario requiere de una cantidad ingente de energía para luchar contra una enfermedad (por ejemplo, una infección). Por esto asociamos cetosis a enfermedad, de ahí su mala fama.

Una persona sana disfruta de flexibilidad metabólica. Cuando tiene carbohidratos los usa como fuente de energía y cuando no los tiene utiliza la grasa. De esta manera, no le supone un problema estar unas cuantas horas sin comer. Pero seguramente has perdido esa flexibilidad si nunca pasas más de cinco horas en ayuno y consumes muchos carbohidratos. Tu mecanismo regulador se ha atrofiado.

Obtener la mayor parte de la energía de los carbohidratos es como viajar en una montaña rusa donde pasas de la sensación de energía absoluta, cuando los niveles de glucosa en sangre suben, a momentos de gran bajón, cuando disminuyen. En cambio, cuando recuperes la capacidad de emplear la grasa (para eso te presentamos la dieta cetogénica) eso cambiará. No necesitarás comer tan seguido (¿para qué, si tienes energía casi ilimitada?), desaparecerá la apetencia feroz por el dulce y tus niveles de energía se estabilizarán.

Por cierto, si te fijas, verás que hasta ahora **hemos asociado la cetosis a periodos sin comer. ¿Por qué? Pues porque el ayuno es la forma más natural de activarla.** Y, además, ofrece innumerables beneficios en sí mismo.

Pero no nos engañemos: en un contexto de abundancia y disponibilidad constante de comida es difícil ayunar. Además, si se ha atrofiado el mecanismo metabólico de tu cuerpo de usar la grasa de tu «congelador» como energía, un ayuno te provocará un hambre feroz, lo cual es incómodo y desagradable.

La dieta cetogénica (*keto* en inglés) es justamente la solución a este problema. Se trata de una herramienta terapéutica que se utiliza para inducir el estado de cetosis sin tener que hacer ayunos. Consiste en reducir sustancialmente el consumo de carbohidratos (azúcares, cereales, legumbres, frutas, tubérculos, etc.) e incrementar el de grasas de calidad (aguacate, aceite de oliva, coco, etc.), con el objetivo de reeducar tu organismo para que use sus propias reservas de grasa.

Cuando el cuerpo recibe la señal de que la comida es muy pobre en carbohidratos y rica en grasas, sigue un comportamiento parecido al de un ayuno. Empieza usando las reservas de glucógeno hasta que se agotan por completo, circunstancia que sucede al cabo de unas quince horas de dejar de comer carbohidratos. A continuación, activa la generación de cuerpos cetónicos en el hígado para alimentar el cerebro y el corazón con las grasas que has ingerido.

En ese proceso también sucede otra cosa que facilita muchísimo la activación de las reservas de grasa. ¿Te acuerdas de la hormona insulina? Es la hormona que se libera cuando comemos carbohidratos y que tiene el «dichoso» efecto secundario de bloquear la activación de nuestras propias reservas. Cuando no comemos azúcares, no se segrega insulina y se desbloquea el acceso a nuestras reservas de grasa. Este es el primer paso para que el cuerpo empiece a recuperar la capacidad de usarla como combustible principal.

Con la dieta cetogénica, en definitiva, generamos un estado metabólico parecido al del ayuno, pero sin tener que ayunar, lo cual facilita mucho las cosas.

No te negaremos que es una dieta restrictiva. Tendrás que reducir el consumo de calorías provenientes de los carbohidratos hasta un 5-10 por ciento de la ingesta calórica total, lo que significa un máximo de 30 gramos al día. La composición de macronutrientes debe ser similar a esta:

	PROTEÍNA	CARBOHIDRATOS	GRASA
MUJER	95 g = 384 kcal	30 g = 120 kcal	121 g = 1.096 kcal
HOMBRE	130 g = 520 kcal	30 g = 120 kcal	184 g = 1.660 kcal

Al ver el cuadro anterior quizá hayas pensado: «¡Oh, no, otra vez a contar calorías!». Pero tenemos una buena noticia: no tendrás que hacerlo.

A diferencia de las dietas «hipocalóricas» tradicionales, con la dieta cetogénica no contarás calorías ni pasarás hambre. Te librarás de las básculas y podrás comer hasta la saciedad. Aunque de esto te hablaremos en el siguiente capítulo.

En conclusión, **inducir un estado de cetosis nos devuelve la capacidad innata de usar nuestras reservas de grasa y nos permite recuperar la flexibilidad metabólica. Y la dieta cetogénica es la manera más sencilla de conseguirlo.**

Integrados estos conceptos, vamos a ver a continuación lo siguiente:

1. Por qué con la dieta cetogénica perderás peso.
2. Qué otros beneficios conseguirás con esta dieta.

BENEFICIOS DE LA DIETA CETOGÉNICA

¡Hemos llegado al punto culminante de esta primera parte del libro, en la que te vamos a demostrar que la dieta cetogénica es fantástica y maravillosa y que lo cura todo!

O no…

En las primeras páginas ya hemos comentado que no existe ningún protocolo mágico, y ahora nos reafirmamos en esta declaración de principios. Si alguien te dice que tiene la solución curalotodo, ¡huye corriendo!

En este capítulo y en el siguiente, verás que las cosas son más complejas de lo que parecen y que la dieta cetogénica no deja de ser una herramienta más dentro de un arsenal de intervenciones que puedes aplicar para mejorar tu salud y recuperar un metabolismo sano, pero ¡VAYA HERRAMIENTA MÁS POTENTE!

Antes de entrar en materia, queremos resaltar un detalle de extrema relevancia. Como con cualquier herramienta terapéutica, los beneficios de la dieta cetogénica no son universales. Todo depende de la predisposición del individuo, de los mecanismos de acción celulares concretos que se produzcan, de las circunstancias vitales y del contexto ambiental de la persona. Por eso es peligroso asumir que lo que te contaremos a continuación les funcionará a todas las personas, porque no es así. Como solemos repetir muchas veces, las soluciones no sirven para nada si no se aplican al problema adecuado.

Aclarado este punto, empecemos con la revisión de los principales beneficios de la dieta cetogénica.

LA DIETA CETOGÉNICA TE AYUDA A REGULAR EL PESO

A estas alturas, estaremos de acuerdo en que para mucha gente el problema de sobrepeso se debe a la desregulación del sistema hambre-apetito y a la pérdida de la capacidad de movilizar las propias grasas que nos genera el exceso de carbohidratos que comemos. En estas situaciones, seguir la dieta cetogénica permite recuperar la flexibilidad metabólica perdida. Pero, atención, esto no necesariamente implica perder peso. De hecho, hay dos factores que nos podrían hacer pensar que la dieta cetogénica no solo no sirve para perder peso, sino que nos engorda:

1. Para reducir nuestras reservas de grasa es imprescindible estar en déficit calórico (o sea, que al final del día el gasto energético total supere el de las calorías ingeridas).
2. Una dieta rica en grasa nos aportará mucha energía y será más difícil entrar en déficit calórico (recordemos que la grasa nos da más del doble de energía que los carbohidratos o la proteína).

Sin embargo, la evidencia científica, y nuestra experiencia tratando a miles de personas, es que la dieta cetogénica es supereficaz para la pérdida de peso. No obstante, los mecanismos concretos de por qué es tan efectiva son aún tema de debate. Revisemos cuáles son las hipótesis más aceptadas.

1. REDUCCIÓN DEL APETITO

Si has seguido una dieta para perder peso, recordarás el hambre voraz que tenías. Esto sucede porque comer menos de lo que necesitas induce una disminución de hormonas saciantes como la leptina y la colecistoquinina y el aumento de la hormona grelina, encargada de estimular el apetito.[10] Dicho en otras palabras, si estableces una deuda de calorías con tu cuerpo, este te la reclamará.

Lo apasionante de la dieta cetogénica es que, en la mayoría de la gente, produce justo el efecto contrario: nos deja saciados.

Hay varios mecanismos que nos provocan esta saciedad:

- La ingesta de grasa y proteína genera una sensación de saciedad mucho mayor que la de carbohidratos.
- Los propios cuerpos cetónicos actúan como supresores del hambre.

Este segundo efecto es muy interesante. Los cuerpos cetónicos, al conseguir traspasar la barrera hematoencefálica, informan al cerebro de que tenemos una fuente energética disponible y casi inagotable y, por tanto, no se induce la señal de hambre tan característica de las dietas hipocalóricas altas en carbohidratos.

En todo caso, sea cual sea el mecanismo, el resultado es que la dieta cetogénica nos sacia y nos induce a comer menos, generando un estado de restricción calórica, pero que no afecta a nuestras hormonas reguladoras del apetito. Total, evitamos pasar hambre y ansiedad por no comer, con la alegría que supone terminar satisfechos las comidas.

---

[10] Johnstone, A. M., Horgan, G. W., Murison, S. D., Bremner, D. M., & Lobley, G. E. (2008). «Effects of a high-protein ketogenic diet on hunger, appetite, and weight loss in obese men feeding ad libitum». *The American Journal of Clinical Nutrition*, 87(1), 44–55. https://doi.org/10.1093/ajcn/87.1.44

2. MANTENIMIENTO DEL MÚSCULO

Si quieres perder un exceso de grasa, el músculo es tu mayor aliado al ser un tejido que requiere de mucha energía para mantenerse. Además, te permite hacer ejercicio y aumentar el déficit calórico que te hará perder grasa. Sin embargo, cuando el cuerpo siente que le falta energía y glucosa, una de las primeras cosas que hace es degradar músculo para obtenerla. Este es un ciclo que si se retroalimenta demasiado tendría consecuencias nefastas:

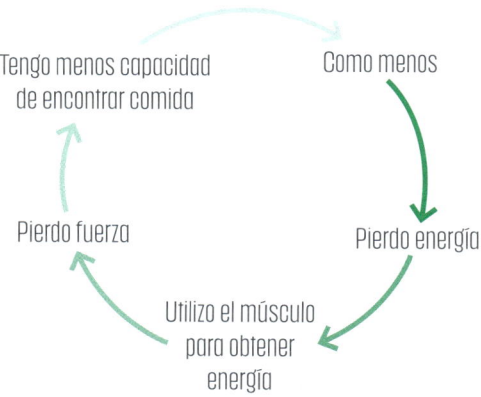

Ya te puedes imaginar que este proceso no nos habría permitido sobrevivir en la prehistoria. Por eso, cuando entramos en cetosis, se activan varios mecanismos de protección de la musculatura:[11]

1. Recuperar la flexibilidad metabólica nos da acceso a las 165.000 kcal de reserva que tenemos en forma de grasa, con lo que el cuerpo no necesita degradar el músculo, un tejido tan relevante para la supervivencia.

---

[11] McSwiney, F. T., Wardrop, B., Hyde, P. N., Lafountain, R. A., Volek, J. S., & Doyle, L. (2018). «Keto-adaptation enhances exercise performance and body composition responses to training in endurance athletes». *Metabolism: clinical and experimental*, 81, 25–34. https://doi.org/10.1016/j.metabol.2017.10.010

2. En la dieta cetogénica no se restringe la proteína que comemos, imprescindible para mantener el músculo.
3. Las cetonas son un alimento óptimo para la musculatura, y te permiten el rendimiento necesario para generar la señal de crecimiento muscular.
4. La dieta cetogénica estimula la expresión de un factor de transcripción llamado PGC-1 alfa, que induce un aumento del número de mitocondrias, las «centrales energéticas» que dan energía a la musculatura (y a casi todas las células del cuerpo).

3. LA DIETA CETOGÉNICA AUMENTA EL CONSUMO CALÓRICO EN REPOSO

Las personas que siguen una dieta de restricción calórica cetogénica queman un promedio de 300 kcal adicionales al día, en comparación con aquellas que hacen restricción calórica comiendo muchos carbohidratos.[12] La razón de esta diferencia es lo que llamamos «termogénesis», que es la energía que quemamos para mantener el calor de nuestro cuerpo.[13]

---

[12] Ebbeling, C. B., Swain, J. F., Feldman, H. A., Wong, W. W., Hachey, D. L., Garcia-Lago, E., & Ludwig, D. S. (2012). «Effects of dietary composition on energy expenditure during weight-loss maintenance». *JAMA*, 307(24), 2627–2634. https://doi.org/10.1001/jama.2012.66070

[13] Srivastava, S., Kashiwaya, Y., King, M. T., Baxa, U., Tam, J., Niu, G., Chen, X., Clarke, K., & Veech, R. L. (2012). «Mitochondrial biogenesis and increased uncoupling protein 1 in brown adipose tissue of mice fed a ketone ester diet». *FASEB journal: official publication of the Federation of American Societies for Experimental Biology*, 26(6), 2351–2362. https://doi.org/10.1096/fj.11-200410

4. LA DIETA CETOGÉNICA NO DEJA OPCIÓN AL ERROR

El problema más común en todas las dietas es la baja adherencia que tienen. Esta falta de adherencia se debe principalmente a dos razones. En primer lugar, al hecho de que en general se fundamentan en una restricción calórica excesiva y en el control del apetito. Dicho de otro modo, todo el peso recae en la voluntad de la persona. El problema es que la restricción calórica sin el acceso a la capacidad de usar las reservas lleva a un hambre excesiva que doblega las más fuertes de las voluntades. En segundo lugar, no resulta fácil saber si estamos llevando a cabo la dieta de forma correcta, ya que no hay un marcador concreto que te diga que vas por el buen camino.

Esto, con la dieta cetogénica, no puede suceder porque es la única intervención nutricional que está definida por un biomarcador objetivo, los niveles de cetonas en sangre, y, por tanto, es muy fácil saber si está siguiéndose bien o no. Además, es muy binaria. O se hace bien o no se hace, no se puede hacer a medias, y esto marca los límites de forma muy clara y mejora la adherencia.

La dieta cetogénica, además, hace compatible perder grasa y comer alimentos muy apetecibles, como carnes rojas, grasas, frutos secos, queso y mantequilla, y esto resulta muy atractivo para personas que quieren perder peso sin sufrir.

Como ves, entrar en cetosis realmente crea las condiciones óptimas para que puedas perder peso, pero lo maravilloso del caso es que los beneficios de la dieta cetogénica no terminan aquí.

TENER MÁS ENERGÍA

La combustión de la grasa ofrece, con creces, la mayor cantidad de energía posible. Mientras que del metabolismo oxidativo de la glucosa se obtienen 36 moléculas de energía, en el de la grasa la cifra está entre 140 y 154. Una vez que nuestro cuerpo empieza a quemar grasa es como si nos hubiera tocado la lotería de golpe: una fuente casi inagotable de energía se pone a nuestra disposición.

A lo mejor te preguntas por qué no recurrimos a este maná energético antes si realmente es tan abundante. La respuesta está en nuestro pasado.

Ya te hemos contado que el ser humano nunca ha tenido la facilidad para conseguir alimento de la que disfrutamos hoy en día. Podía ocurrir que la caza fuera infructuosa, que otros animales llegaran primero a las frutas maduras o incluso que un temporal arrasara nuestras cosechas. Nuestra fisiología se desarrolló para usar nuestras reservas en estos casos.

Por ello, a un cuerpo adaptado a la carencia le cuesta usar sus ahorros si no lo percibe como indispensable. Es como hacerle entender a tu abuela, que las pasó canutas para salir adelante, que deje de guardar una parte de la paga debajo del colchón, que ya no hace falta.

Volviendo al tema de la energía. La mayoría de la gente, cuando está en cetosis, se nota pletórica y con más claridad mental. Este efecto se reflejará en varios aspectos:

- Necesitarás dormir menos.
- Te sentirás más alegre y con más energía.
- Tu capacidad de concentración será mayor.
- Tendrás más memoria.

En definitiva: **¡serás más inteligente!**

Pero no te emociones demasiado. Este es un efecto que se nota, sobre todo, al principio de entrar en cetosis y parece que está muy relacionado con una mejora del estado de alerta mental. Al fin y al cabo, tener las cetonas altas no deja de ser una señal de que falta comida y de que tienes que salir a cazar o recolectar, y para eso necesitas mucha atención.

Esto no quiere decir que estos efectos no puedan ayudarnos a largo plazo. Hay algunos estudios que indican que, después de un periodo de keto, aumenta el número de mitocondrias en nuestras neuronas[14] y, por tanto, su capacidad energética. También se ha visto que las cetonas son capaces de reprimir la expresión de genes proinflamatorios e intensificar la expresión del GABA, un neurotransmisor que genera calma mental,[15] lo que podría dar como resultado más energía mental a largo plazo.

Hay algo innegable y es que, cuando entras en cetosis, mejoran notablemente la energía mental y el humor.

EFECTO ANTIINFLAMATORIO

La inflamación forma parte de una respuesta de nuestras defensas ante la percepción de un peligro. En general, esta activación nos salva la vida, ya que constituye una excelente respuesta para luchar contra virus o bacterias o para aislar una herida. El problema es que la inflamación no es la solución para algunos de los peligros a los que se enfrenta el ser humano moderno: no sirve para nada ante una comida que no reconocemos, una toxina o un ritmo de vida exagerado.

---

[14] Noh, H. S., Lee, H. P., Kim, D. W., Kang, S. S., Cho, G. J., Rho, J. M., & Choi, W. S. (2004). «A cDNA microarray analysis of gene expression profiles in rat hippocampus following a ketogenic diet». *Brain research. Molecular brain research*, 129(1-2), 80–87. https://doi.org/10.1016/j.molbrainres.2004.06.020

[15] Erecińska, M., Nelson, D., Daikhin, Y., & Yudkoff, M. (1996). «Regulation of GABA level in rat brain synaptosomes: fluxes through enzymes of the GABA shunt and effects of glutamate, calcium, and ketone bodies». *Journal of neurochemistry*, 67(6), 2325–2334. https://doi.org/10.1046/j.1471-4159.1996.67062325.x

Lo interesante de la dieta cetogénica es que actúa sobre la inflamación a tres niveles:

1. Al evitar por definición azúcares, cereales y legumbres, esta dieta suprime la mayor parte de los alimentos que pueden generarte inflamación.[16]
2. Eliminar el exceso de grasa tiene un efecto antiinflamatorio. El tejido adiposo es un verdadero órgano endocrino con capacidad para liberar sustancias que estimulan la inflamación.[17]
3. Las células del sistema inmune llamadas macrófagos se encargan de modular la respuesta inflamatoria.[18] Para que reduzcan la inflamación, los macrófagos deben percibir que nos encontramos en un estado metabólico de quema de grasa, lo que significa que el metabolismo regula la respuesta inmunitaria.

Esto, para los frikis como nosotros, es brutal: al optimizar el metabolismo de las grasas, disminuimos la inflamación y tenemos menos dolores, nos recuperamos mejor durante la noche y reservamos los soldados del sistema inmune para cuando de verdad los necesitemos.

EFECTOS ANTIENVEJECIMIENTO

La restricción calórica es la única intervención nutricional que se ha demostrado, inequívocamente, que retrasa el envejecimiento. La

---

[16] Fasano A. (2011). «Zonulin and its regulation of intestinal barrier function: the biological door to inflammation, autoimmunity, and cancer». *Physiological reviews*, 91(1), 151–175. https://doi.org/10.1152/physrev.00003.2008

[17] Anghel, S. I., & Wahli, W. (2007). «Fat poetry: a kingdom for PPAR gamma». *Cell research*, 17(6), 486–511. https://doi.org/10.1038/cr.2007.48

[18] Odegaard, J. I., & Chawla, A. (2008). «Mechanisms of macrophage activation in obesity-induced insulin resistance». *Nature clinical practice. Endocrinology & metabolism*, 4(11), 619–626. https://doi.org/10.1038/ncpendmet0976

evidencia de ensayos observacionales, preclínicos y clínicos es abrumadora e indica que comer poco aumenta la esperanza de vida entre uno y cinco años, con una gran mejora de la salud y la vitalidad. Reduce, además, el riesgo de desarrollar muchas enfermedades metabólicas.[19, 20]

El problema es que vivir siempre con solo el 75 por ciento de tus necesidades energéticas cubiertas es espantoso.

Aquí es donde la dieta cetogénica te puede ayudar. Las cetonas son un sustrato de energía alternativa para tu cerebro y, en un contexto de bajos niveles de glucosa, evitan que este entre en una crisis energética y salten las alarmas y el hambre voraz.

Este efecto protector es tan potente que se han documentado casos de personas en cetosis que han sufrido un shock hipoglucémico (que normalmente sería mortal) sin ninguna consecuencia nociva.[21,22]

El efecto de las cetonas de preservar y mantener la homeostasis energética del cerebro es muy potente, tanto si quieres perder peso como para alargar tu vida y ganar vitalidad.

Pero la cosa no termina aquí.

Uno de los mecanismos universales que comparten muchos de los factores asociados al envejecimiento es la acumulación de radicales libres que se dedican a destrozar nuestro ADN. Si conseguimos modular

---

[19] Heilbronn, L. K., & Ravussin, E. (2003). «Calorie restriction and aging: review of the literature and implications for studies in humans». *The American journal of clinical nutrition*, 78(3), 361–369. https://doi.org/10.1093/ajcn/78.3.361

[20] Mattison, J. A., Colman, R. J., Beasley, T. M., Allison, D. B., Kemnitz, J. W., Roth, G. S., Ingram, D. K., Weindruch, R., de Cabo, R., & Anderson, R. M. (2017). «Caloric restriction improves health and survival of rhesus monkeys». *Nature communications,* 8, 14063. https://doi.org/10.1038/ncomms14063

[21] Julio-Amilpas, A., Montiel, T., Soto-Tinoco, E., Gerónimo-Olvera, C., & Massieu, L. (2015). «Protection of hypoglycemia-induced neuronal death by ß-hydroxybutyrate involves the preservation of energy levels and decreased production of reactive oxygen species». *Journal of cerebral blood flow and metabolism: official journal of the International Society of Cerebral Blood Flow and Metabolism*, 35(5), 851–860. https://doi.org/10.1038/jcbfm.2015.1

[22] Bruer, J., Chung, K. J., Pesonen, E., Haas, R. H., Guth, B. D., Sahn, D. J., & Hesselink, J. R. (1989). «Ketone bodies maintain normal cardiac function and myocardial high energy phosphates during insulin-induced hypoglycemia in vivo». *Basic research in cardiology*, 84(5), 510–523. https://doi.org/10.1007/BF01908203

su carga, podemos evitar, parcialmente, el envejecimiento prematuro. Las fuentes principales de estos radicales son las mitocondrias, donde se metabolizan, mediante el ciclo de Krebs y la cadena de transporte de electrones, tanto la glucosa como los ácidos grasos para fabricar ATP (que es la principal fuente de energía celular).

Pero el metabolismo de estos dos sustratos es ligeramente distinto. La oxidación de la glucosa para obtener energía se inicia con el complejo mitocondrial 1, mientras que en el caso de la grasa usamos el complejo mitocondrial 2.[23]

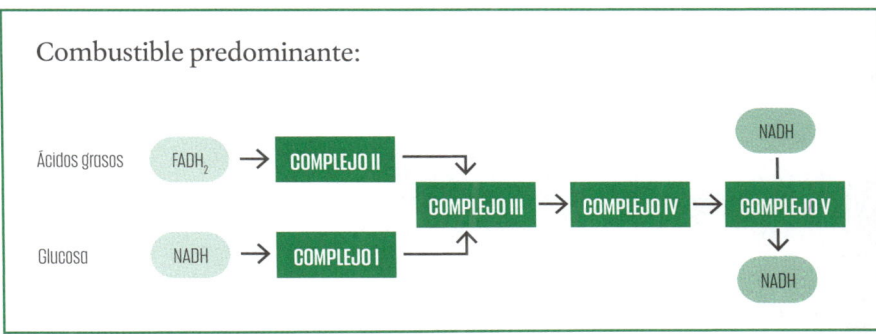

La cuestión es que el complejo 2 genera muchísimos menos radicales libres que el complejo 1. Dicho de otra manera, usar glucosa para obtener energía produce más carga oxidativa que hacerlo a partir de la grasa.[24]

Estamos convencidos de que con lo que te hemos contado hasta ahora ya te habrás dado cuenta de lo potente que puede ser esta intervención nutricional. Pero, en realidad, estamos a la mitad del camino. En el siguiente capítulo expondremos el uso que se le está dando a la dieta cetogénica como tratamiento de muchas patologías.

---

[23] Rose, S., Bennuri, S. C., Murray, K. F., Buie, T., Winter, H., & Frye, R. E. (2017). «Mitochondrial dysfunction in the gastrointestinal mucosa of children with autism: A blinded case-control study»«. *PloS one*, *12*(10), e0186377. https://doi.org/10.1371/journal.pone.0186377

[24] Zhao, R. Z., Jiang, S., Zhang, L., & Yu, Z. B. (2019). Mitochondrial electron transport chain, ROS generation and uncoupling (Review)». *International Journal of Molecular Medicine*, 44(1), 3–15. https://doi.org/10.3892/ijmm.2019.4188

LA DIETA CETOGÉNICA COMO HERRAMIENTA TERAPÉUTICA

Una de las características de la dieta keto es que empezó a utilizarse como herramienta terapéutica en los hospitales y en las universidades, pero pasó tiempo hasta que se popularizaron sus beneficios para perder peso y ganar vitalidad.

Este origen terapéutico va mucho más allá de la anécdota. Hoy en día, la dieta keto continúa siendo una herramienta excelente para abordar diversos desórdenes, algo que trataremos en este capítulo.

No te asustes, no nos pondremos muy técnicos. Simplemente creemos que este conocimiento te ayudará a comprender mejor el profundo efecto positivo que puede tener la cetosis en los seres humanos. Como se diría en la tradición oriental, a veces para comprender algo hay que «apagar el fuego añadiendo más leña» o, dicho de otra manera, revisar el efecto de la dieta keto en algunas patologías nos hará entender parte de los beneficios que conlleva para las personas sanas, que ya te hemos mencionado.

A continuación, haremos un breve resumen de las principales indicaciones terapéuticas que tiene en la actualidad la dieta keto. Nos detendremos en ciertos aspectos que consideramos interesantes y compartiremos contigo algunas intervenciones basadas en nuestra experiencia clínica.

EPILEPSIA

Desde 1920, la dieta cetogénica se reconoce como una herramienta eficaz en el tratamiento de la epilepsia infantil grave.[25] Su objetivo era mimetizar los cambios bioquímicos que se producían con el ayuno, que, se había visto, reducía la incidencia de esta enfermedad. Como curiosidad histórica, se trataba de un gran descubrimiento, pues, desde la época de Hipócrates hasta ese momento, el ayuno era el único tratamiento reconocido para manejar las crisis convulsivas, y ya te puedes imaginar que esto no era muy sostenible en el tiempo.

Con la aparición de medicamentos anticonvulsivos, el interés por este tratamiento disminuyó hasta la década de 1990. El resurgimiento de la dieta keto como herramienta para combatir la epilepsia comenzó en 1994 con la emisión en la televisión estadounidense de la historia de un niño llamado Charlie, cuyas convulsiones resistentes a los fármacos fueron controladas por medio de esta dieta. El caso llamó la atención a nivel nacional en Estados Unidos y los ensayos clínicos posteriores confirmaron la eficacia de la cetosis para el control de las convulsiones, especialmente en la epilepsia infantil resistente a los medicamentos.[26]

Quizá te sorprenda saber que, a pesar de que se viene usando desde hace tantos años, todavía no hay consenso sobre los mecanismos que hacen tan efectiva esta dieta para las crisis convulsivas. Es probable que se deba a que esta dieta actúa en muchos niveles.

---

[25] A D B (1931). «The Ketogenic Diet in Epilepsy». *Canadian Medical Association Journal*, 24(1), 106–107.
[26] Martin, K., Jackson, C. F., Levy, R. G., & Cooper, P. N. (2016). «Ketogenic diet and other dietary treatments for epilepsy». *The Cochrane database of systematic reviews*, 2, CD001903. https://doi.org/10.1002/14651858.CD001903.pub3

Vamos a definirlos brevemente:

CAMBIOS EN LOS NIVELES Y SENSIBILIDAD DE CIERTOS NEUROTRANSMISORES:

Durante la cetosis, se han observado aumentos en los niveles de ácido gamma-aminobutírico (GABA), adenosina y norepinefrina y disminuciones en los niveles de glutamato. El efecto más directo y claro es el que ocurre gracias al incremento del GABA, que frena la actividad del glutamato, justamente el neurotransmisor más implicado en la aparición de las convulsiones.[27]

MEJORA DE LA FUNCIÓN MITOCONDRIAL Y REDUCCIÓN DEL ESTRÉS OXIDATIVO:

Se sabe que la producción excesiva de radicales libres y la mala función de las mitocondrias subyace también en las crisis convulsivas.[28] La alimentación cetogénica mejora no solo la producción de energía por parte de las mitocondrias, sino que también aumenta su número.

A su vez, las cetonas activan un factor de transcripción conocido como NRF2, encargado de subir los niveles de antioxidantes intracelulares.

Por último, la cetosis induce la reparación de las mitocondrias dañadas que liberan demasiados radicales libres.[29]

---

[27] Yudkoff, M., Daikhin, Y., Melø, T. M., Nissim, I., Sonnewald, U., & Nissim, I. (2007). «The ketogenic diet and brain metabolism of amino acids: relationship to the anticonvulsant effect». *Annual Review of Nutrition*, 27, 415–430. https://doi.org/10.1146/annurev.nutr.27.061406.093722

[28] Rowley, S., & Patel, M. (2013). «Mitochondrial involvement and oxidative stress in temporal lobe epilepsy». *Free Radical Biology & Medicine*, 62, 121–131. https://doi.org/10.1016/j.freeradbiomed.2013.02.002

[29] Kim, D. Y., Simeone, K. A., Simeone, T. A., Pandya, J. D., Wilke, J. C., Ahn, Y., Geddes, J. W., Sullivan, P. G., & Rho, J. M. (2015). «Ketone bodies mediate antiseizure effects through mitochondrial permeability transition». *Annals of Neurology*, 78(1), 77–87. https://doi.org/10.1002/ana.24424

MEDIACIÓN DE LA FUNCIÓN INFLAMATORIA E INMUNE:

El ß-hidroxibutirato (la cetona más abundante) influye en que ciertas células inmunitarias, como los macrófagos o las propias células glia, muestren conductas antiinflamatorias y neuroprotectoras.[30]

MEDIACIÓN SOBRE LA EXPRESIÓN GENÉTICA:

El ß-hidroxibutirato también influye en la expresión de genes asociados a la tolerancia al estrés,[31] uno de los inductores de episodios epilépticos.

MODIFICACIÓN DE LA MICROBIOTA:

Más recientemente, se ha apuntado a que el efecto anticonvulsivo de la dieta cetogénica está también relacionado con su influencia sobre la microbiota.

Parece que muchos de los mecanismos que hemos mencionado más arriba ocurren, en parte, por los cambios que provoca la dieta cetogénica en la microbiota, tanto a nivel de regulación de neurotransmisores como de modulación del sistema inmune, e incluso de tolerancia al estrés.[32]

---

[30] Rahman, M., Muhammad, S., Khan, M. A., Chen, H., Ridder, D. A., Müller-Fielitz, H., Pokorná, B., Vollbrandt, T., Stölting, I., Nadrowitz, R., Okun, J. G., Offermanns, S., & Schwaninger, M. (2014). «The ß-hydroxybutyrate receptor HCA2 activates a neuroprotective subset of macrophages». *Nature Communications*, 5, 3944. https://doi.org/10.1038/ncomms4944

[31] Shimazu, T., Hirschey, M. D., Newman, J., He, W., Shirakawa, K., Le Moan, N., Grueter, C. A., Lim, H., Saunders, L. R., Stevens, R. D., Newgard, C. B., Farese, R. V., Jr, de Cabo, R., Ulrich, S., Akassoglou, K., & Verdin, E. (2013). «Suppression of oxidative stress by ß-hydroxybutyrate, an endogenous histone deacetylase inhibitor». *Science* (New York, N.Y.), 339(6116), 211–214. https://doi.org/10.1126/science.1227166

[32] Olson, C. A., Vuong, H. E., Yano, J. M., Liang, Q. Y., Nusbaum, D. J., & Hsiao, E. Y. (2018). «The Gut Microbiota Mediates the Anti-Seizure Effects of the Ketogenic Diet». *Cell*, 173(7), 1728–1741.e13. https://doi.org/10.1016/j.cell.2018.04.027

Lo sabemos, nos hemos puesto un pelín demasiado técnicos. Ya paramos. Nuestra idea era aprovechar la primera de todas las indicaciones de la dieta cetogénica, su uso terapéutico en la epilepsia, para explicarte que confluyen muchísimos factores a la vez, porque la biología es redundante y la fisiología, compleja. A partir de ahora, resumiremos un poco más y te contaremos exclusivamente detalles curiosos o muy importantes.

PATOLOGÍAS NEUROLÓGICAS

Una vez que se constataron los beneficios de la dieta cetogénica para mitigar las crisis convulsivas, el siguiente paso fue, sin duda, comprobar si resultaba ventajosa en otros desórdenes neurológicos. Y la verdad es que así es.

La dieta cetogénica influye de forma concreta sobre la neuroprotección, la neuroplasticidad y la neuroinflamación.[33]

Ahora sabemos que, para el funcionamiento del cerebro, incluso en individuos sanos, un aumento de la concentración de ß-hidroxibutirato en sangre puede tener efectos mucho más favorables que aumentar la concentración de glucosa (que se creía que era el combustible principal del cerebro). Todo indica que los cuerpos cetónicos son el alimento preferido de las neuronas y su uso produce muchos menos residuos que la glucosa.[34] Por ejemplo, en muchas enfermedades neurodegenerativas, los problemas incluyen el desarrollo de placas de amiloide,

---

[33] Field, R., Field, T., Pourkazemi, F., & Rooney, K. (2022). «Ketogenic diets and the nervous system: a scoping review of neurological outcomes from nutritional ketosis in animal studies». *Nutrition Research Reviews*, 35(2), 268–281. https://doi.org/10.1017/S0954422421000214y

[34] Svart, M., Gormsen, L. C., Hansen, J., Zeidler, D., Gejl, M., Vang, K., Aanerud, J., & Moeller, N. (2018). «Regional cerebral effects of ketone body infusion with 3-hydroxybutyrate in humans: Reduced glucose uptake, unchanged oxygen consumption and increased blood flow by positron emission tomography. *A randomized, controlled trial*». *PloS one*, 13(2), e0190556. https://doi.org/10.1371/journal.pone.0190556

que están fuertemente correlacionadas con una alta concentración de glucosa en sangre causada por la diabetes mellitus o la resistencia a la insulina.[35]

A tenor del fuerte efecto hipoglucemiante de una dieta cetogénica y el evidente efecto reductor de la concentración de insulina, parece razonable afirmar que una dieta cetogénica favorece la prevención del depósito de placas amiloides o la reducción de su número.

En definitiva, cada vez es más habitual incorporar la alimentación cetogénica a las posibilidades terapéuticas de patologías como el párkinson, el alzhéimer, la migraña o los desórdenes del espectro autista.[36]

DIABETES TIPO 2

El razonamiento para el uso de la dieta cetogénica en esta disfunción se antoja simple: el marcador *gold standard* de la diabetes tipo 2 es tener niveles elevados de insulina.

Esta mala regulación de la insulina subyace en la mayor parte de las manifestaciones clínicas que presenta la diabetes tipo 2, como la mala regulación de la glucemia sanguínea, la afectación vascular, el hígado graso o los problemas renales.

Puesto que los niveles de insulina están íntimamente ligados al consumo de carbohidratos, es de sentido común pensar que es probable que la dieta cetogénica guarde un potencial terapéutico muy importante para esta patología. Y así lo indican publicaciones recientes.[37]

---

[35] Akhtar, M. W., Sanz-Blasco, S., Dolatabadi, N., Parker, J., Chon, K., Lee, M. S., Soussou, W., McKercher, S. R., Ambasudhan, R., Nakamura, T., & Lipton, S. A. (2016). «Elevated glucose and oligomeric ß-amyloid disrupt synapses via a common pathway of aberrant protein S-nitrosylation». *Nature communications*, 7, 10242. https://doi.org/10.1038/ncomms10242

[36] Dyńka, D., Kowalcze, K., & Paziewska, A. (2022). «The Role of Ketogenic Diet in the Treatment of Neurological Diseases». *Nutrients*, 14(23), 5003. https://doi.org/10.3390/nu14235003

A pesar de que la propuesta de restringir los carbohidratos en el tratamiento de la diabetes no es novedosa, y ya en 1920 los doctores Elliot Joslin y Frederick Allen aconsejaban a sus pacientes con diabetes, de una manera muy parecida a las recomendaciones cetogénicas actuales, que comieran alimentos sin carbohidratos, ha sido en los últimos años cuando han proliferado los estudios científicos que demuestran sus beneficios para esta patología, y es ahora cuando se está expandiendo esta práctica.

Por ejemplo, un estudio reciente comparó el efecto en diabéticos tipo 2 de una dieta baja en calorías con una dieta cetogénica muy baja en carbohidratos.

El grupo que practicó la dieta cetogénica se acercó al nivel normal de azúcar en sangre en solo 24 semanas, a diferencia de los que no se sometieron a la dieta keto. El grupo keto redujo en promedio las dosis de insulina y de otros antiglucemiantes a la mitad, e incluso se suspendieron en muchos casos. También disminuyeron otros marcadores de regulación de la glucemia sanguínea de manera significativa. El propio estudio indicó que no se encontró que la dieta cetogénica tuviera un efecto adverso sobre el metabolismo de la glucosa o la resistencia a la insulina, o que causara deshidratación crónica. Sin embargo, sí advertía de que los efectos son tan rápidos que es importante la supervisión médica para reducir el riesgo de hipoglucemia propio de la medicación de la diabetes.[38]

El impacto de la dieta cetogénica va mucho más allá de la simple disminución de los niveles de glucosa en sangre. En un estudio que comparaba la keto con una de bajo índice glucémico se vio que con la

---

[37] Dashti, H. M., Mathew, T. C., & Al-Zaid, N. S. (2021). «Efficacy of Low-Carbohydrate Ketogenic Diet in the Treatment of Type 2 Diabetes». *Medical principles and practice: international journal of the Kuwait University, Health Science Centre*, 30(3), 223–235. https://doi.org/10.1159/000512142

[38] Hussain, T. A., Mathew, T. C., Dashti, A. A., Asfar, S., Al-Zaid, N., & Dashti, H. M. (2012). «Effect of low-calorie versus low-carbohydrate ketogenic diet in type 2 diabetes». *Nutrition (Burbank, Los Angeles County, Calif.)*, 28(10), 1016–1021. https://doi.org/10.1016/j.nut.2012.01.016

cetogénica se conseguía una retirada de la medicación en el 95 por ciento de los casos, frente al 62 por ciento en las personas del otro grupo.[39]

También se han llevado a cabo estudios sobre el mantenimiento durante dos años ininterrumpidos de la dieta cetogénica, que supuso el control y la disminución de la medicación en algunos casos e incluso la erradicación de la enfermedad.[40]

En definitiva, podríamos decir que, por las características propias de esta patología, la dieta cetogénica es una propuesta terapéutica altamente efectiva en muchos pacientes de diabetes tipo 2.

Detengámonos un minuto en este punto. Cuando afirmamos, por un lado, que la dieta cetogénica es muy efectiva para tratar la diabetes tipo 2 y, por otro, que un estudio reciente nos alerta de que un 86 por ciento de los adultos de los Estados Unidos presenta algún signo de desorden metabólico (estadio previo a la diabetes tipo 2),[41] entendemos el impacto positivo que puede suponer para tantas personas recuperar su flexibilidad metabólica y alcanzar momentos de entrada en cetosis. La incongruencia de que esta dieta no sea recomendada más ampliamente nos ha sorprendido sobremanera durante muchos años. No entendíamos la lentitud con la que se han adoptado los últimos descubrimientos científicos por parte de la comunidad médica. La buena noticia es que en los Estados Unidos esta intervención ya se ha popularizado y estamos seguros de que en pocos años también será

---

[39] Westman, E. C., Yancy, W. S., Jr, Mavropoulos, J. C., Marquart, M., & McDuffie, J. R. (2008). «The effect of a low-carbohydrate, ketogenic diet versus a low-glycemic index diet on glycemic control in type 2 diabetes mellitus». *Nutrition & metabolism*, 5, 36. https://doi.org/10.1186/1743-7075-5-36

[40] Athinarayanan, S. J., Adams, R. N., Hallberg, S. J., McKenzie, A. L., Bhanpuri, N. H., Campbell, W. W., Volek, J. S., Phinney, S. D., & McCarter, J. P. (2019). «Long-Term Effects of a Novel Continuous Remote Care Intervention Including Nutritional Ketosis for the Management of Type 2 Diabetes: A 2-Year Non-randomized Clinical Trial». *Frontiers in endocrinology*, 10, 348. https://doi.org/10.3389/fendo.2019.00348

[41] Athinarayanan, S. J., Adams, R. N., Hallberg, S. J., McKenzie, A. L., Bhanpuri, N. H., Campbell, W. W., Volek, J. S., Phinney, S. D., & McCarter, J. P. (2019). «Long-Term Effects of a Novel Continuous Remote Care Intervention Including Nutritional Ketosis for the Management of Type 2 Diabetes: A 2-Year Non-randomized Clinical Trial». *Frontiers in Endocrinology*, 10, 348. https://doi.org/10.3389/fendo.2019.00348

tendencia en el resto del mundo. Ojalá este libro contribuya a entender mejor los beneficios de este enfoque alimenticio y que más personas puedan beneficiarse de él.

SÍNDROME DE OVARIOS POLIQUÍSTICOS

El síndrome de ovario poliquístico (SOP) es un trastorno endocrino habitual en mujeres. Sus síntomas incluyen hiperandrogenismo, disfunción ovulatoria, obesidad, resistencia a la insulina y subfertilidad. La resistencia a la insulina y la hiperinsulinemia son, en realidad, una característica muy común que afecta aproximadamente al 65 o 70 por ciento de las mujeres con SOP. Por ello, y sobre todo cuando existe este desorden metabólico asociado, la alimentación cetogénica se está transformando en un tratamiento de elección con resultados prometedores.[42,43]

CÁNCER

Después de las enfermedades neurológicas, la aplicación de la alimentación cetogénica en el cáncer es, quizá, la segunda indicación más conocida. Esto se debe a varios factores:

---

[42] Paoli, A., Mancin, L., Giacona, M. C., Bianco, A., & Caprio, M. (2020). «Effects of a ketogenic diet in overweight women with polycystic ovary syndrome». *Journal of translational medicine*, 18(1), 104. https://doi.org/10.1186/s12967-020-02277-0

[43] Cincione, R. I., Losavio, F., Ciolli, F., Valenzano, A., Cibelli, G., Messina, G., & Polito, R. (2021). «Effects of Mixed of a Ketogenic Diet in Overweight and Obese Women with Polycystic Ovary Syndrome». *International Journal of Environmental Research and Public Health*, 18(23), 12490. https://doi.org/10.3390/ijerph182312490

1. La evidencia epidemiológica que relaciona la obesidad con una incidencia elevada de cáncer encontró que el 14 por ciento de todas las muertes por cáncer en hombres y el 20 por ciento en mujeres se deben al sobrepeso y la obesidad.[44]
2. Hormonas como la insulina o el IGF son hormonas de crecimiento. Se activan cuando tenemos altos niveles de glucosa en sangre y, aparte de regular la absorción de glucosa en las células, también activan las vías de proliferación celular, muy relacionadas con el cáncer. Muchas publicaciones recientes sugieren que los niveles elevados y prolongados de insulina sérica promueven el crecimiento del cáncer.[45]
3. Por último, en 1927 se describió el cambio metabólico que se produce en las células precancerosas, conocido como efecto Warburg (por su descubridor, Otto Heinrich Warburg). Este famoso fisiólogo demostró la preferencia de los tumores por el uso de la glucólisis anaeróbica como vía energética principal, lo que dispara su demanda de glucosa enormemente.

Ante esto, algunos investigadores plantean la hipótesis de que la dieta cetogénica podría reducir el riesgo de cáncer porque aprovecha que las células cancerosas son casi incapaces de usar las cetonas como recurso energético.[46] Bajo esta premisa, la dieta mataría de hambre a

---

[44] Calle, E. E., Rodriguez, C., Walker-Thurmond, K., & Thun, M. J. (2003). «Overweight, obesity, and mortality from cancer in a prospectively studied cohort of U.S. adults». *The New England Journal of Medicine*, 348(17), 1625–1638. https://doi.org/10.1056/NEJMoa021423

[45] DeCensi, A., Puntoni, M., Gandini, S., Guerrieri-Gonzaga, A., Johansson, H. A., Cazzaniga, M., Pruneri, G., Serrano, D., Schwab, M., Hofmann, U., Mora, S., Aristarco, V., Macis, D., Bassi, F., Luini, A., Lazzeroni, M., Bonanni, B., & Pollak, M. N. (2014). «Differential effects of metformin on breast cancer proliferation according to markers of insulin resistance and tumor subtype in a randomized presurgical trial». *Breast Cancer Research and Treatment*, 148(1), 81–90. https://doi.org/10.1007/s10549-014-3141-1

[46] Dąbek, A., Wojtala, M., Pirola, L., & Balcerczyk, A. (2020). «Modulation of Cellular Biochemistry, Epigenetics and Metabolomics by Ketone Bodies. Implications of the Ketogenic Diet in the Physiology of the Organism and Pathological States». *Nutrients*, 12(3), 788. https://doi.org/10.3390/nu12030788

las células cancerosas al reducir su capacidad de utilizar glucosa, mientras que las células normales pueden adaptarse y comenzar a emplear cuerpos cetónicos para sus demandas de energía.

La keto también es una buena herramienta complementaria de tratamientos convencionales contra el cáncer. El estrés metabólico que genera la dieta cetogénica sobre las células cancerosas estimula la autofagia y las hace más sensibles a la quimio y la radioterapia. A esto le podemos sumar el efecto que tiene la alimentación cetogénica, sobre todo en restricción calórica, de reducir el ritmo de replicación de las células normales y protegerlas de estos tratamientos tan agresivos. Podemos añadir su carácter protector contra la degradación muscular, que es uno de los efectos secundarios más terribles de la quimioterapia.

La cuestión aquí es, por supuesto, que son muchos los tipos de cáncer y que sus causas son extremadamente amplias, por lo que, en estos momentos, el trabajo se centra en definir los tipos de cáncer en los que la alimentación cetogénica sea más efectiva, lo cual no es óbice para que contemos con una intervención sencilla, barata y sin efectos secundarios que puede ser altamente eficaz en el tratamiento de ciertos cánceres. No podemos decir lo mismo de los tratamientos que hoy en día se utilizan.

OTRAS APLICACIONES PROMETEDORAS

Hasta aquí te hemos hablado de las patologías que con un mayor grado de evidencia parece que pueden verse beneficiadas por la alimentación cetogénica. La verdad es que podríamos concluir el capítulo aquí; quizá fuera lo más riguroso, pero no nos quedaríamos tranquilos. Durante todos estos años, en nuestra práctica clínica hemos comprobado que la alimentación cetogénica puede ayudar en otros muchos desórdenes. Por eso, a pesar de que en estos casos no se cuente con la evidencia suficiente, creemos que es justo informarte al respecto.

Estas son las tres razones que nos han impulsado a difundir este conocimiento:

1. Usar la alimentación cetogénica en cualquiera de estas indicaciones no tiene ninguna contraindicación.
2. Existe una plausibilidad biológica suficiente como para que tenga sentido.
3. Nuestra experiencia con pacientes ha mostrado resultados lo suficientemente notables como para que, al menos, sea algo a tener en cuenta.

No obstante, no debes darle la misma relevancia a esta parte del capítulo que a lo que te hemos contado hasta ahora.

LIPEDEMA:

El lipedema es una afección del tejido adiposo o tejido graso bajo la piel (la grasa subcutánea) que afecta casi exclusivamente a mujeres. Se caracteriza por un aumento desproporcionado y simétrico del tejido adiposo que hay bajo la piel de ciertas zonas, principalmente caderas, piernas y antebrazos, hipersensibilidad y dolor en la parte inferior del cuerpo, hematomas con trauma mínimo, nódulos firmes en la grasa subcutánea y aparente resistencia a la dieta tradicional y los regímenes de ejercicio.

Se cree que los cuatro factores fundamentales para el desarrollo de esta enfermedad son:

1. la predisposición genética
2. los desajustes hormonales
3. los desórdenes metabólicos
4. procesos inflamatorios asociados

En el desarrollo de este proceso se dan dos factores principalmente:

1. Una influencia excesiva de los estrógenos sobre este tejido, que induce una proliferación masiva del propio tejido.
2. Unos niveles de insulina elevados que impiden que movilicemos esa grasa almacenada, por lo que se acumula. Cuando se acumula se fibrosa, se inflama y produce edema.

Desde esta perspectiva, es evidente que, si la alimentación cetogénica ha demostrado efectos claros en la disminución de la insulina y la regulación de la inflamación y del edema, presenta al menos un potencial terapéutico interesante para esta patología. Según nuestra experiencia clínica, esto es así. No obstante, también debemos advertirte de que la alimentación cetogénica no es suficiente y que en la mayoría de los casos se requiere:

- ajustar la metabolización de las hormonas sexuales,
- comprobar si existen otros focos de inflamación,
- realizar ayunos prolongados que ayuden a degradar la fibrosis del tejido adiposo propia de esta enfermedad.

A pesar de que existen pocos estudios al respecto, en la nota al pie de esta página te dejamos esta interesante revisión que profundiza en los efectos positivos de la dieta cetogénica en el lipedema.[47]

ACNÉ:

El acné es un desorden que va más allá del mero problema estético. Se trata de una manifestación de las consecuencias de la mala

---

[47] Keith, L., Seo, C. A., Rowsemitt, C., Pfeffer, M., Wahi, M., Staggs, M., Dudek, J., Gower, B., & Carmody, M. (2021). «Ketogenic diet as a potential intervention for lipedema». *Medical Hypotheses*, 146, 110435. https://doi.org/10.1016/j.mehy.2020.110435

alimentación, la falta de descanso, las toxinas, etc. No en vano, en las sociedades cazadoras recolectoras actuales, el acné es completamente inexistente.

En los últimos años un número creciente de estudios publicados apuntan a que ciertos tipos de alimentos ejercen una influencia nutricional en el desarrollo del acné. Los efectos negativos parecen residir en la capacidad de algunos alimentos y nutrientes para estimular las vías proliferativas, que a su vez estimulan el desarrollo del acné. Los alimentos sospechosos incluyen aquellos con una alta carga glucémica y los lácteos.[48]

De nuevo, la hormona principal implicada es la insulina. La insulina puede influir en diversos factores que subyacen en el desarrollo del acné, como:

1. El aumento de la proliferación de queratinocitos basales dentro de los conductos pilosebáceos.
2. Una descamación anormal del epitelio folicular.
3. Aumento de la producción de sebo mediada por andrógenos.
4. Colonización del estrato córneo por el *Propionibacterium acnes* y la consiguiente inflamación.

Por todo ello, existe evidencia clínica y fisiológica persuasiva, aunque aún no concluyente, de que la dieta cetogénica podría ser efectiva para reducir la gravedad y la progresión del acné, y con ello no solo hacer desaparecer el molesto granito, sino mejorar el desorden metabólico-hormonal que subyace.[49]

---

[48] Paoli, A., Grimaldi, K., Toniolo, L., Canato, M., Bianco, A., & Fratter, A. (2012). «Nutrition and acne: therapeutic potential of ketogenic diets». *Skin Pharmacology and Physiology*, 25(3), 111–117. https://doi.org/10.1159/000336404
[49] Paoli, A., Grimaldi, K., Toniolo, L., Canato, M., Bianco, A., & Fratter, A. (2012). «Nutrition and acne: therapeutic potential of ketogenic diets». *Skin Pharmacology and Physiology*, 25(3), 111–117. https://doi.org/10.1159/000336404

ENDOMETRIOSIS:

La endometriosis ocurre cuando las células del revestimiento de la matriz del útero (el endometrio) crecen en otras zonas del cuerpo. Esto puede causar dolor, sangrado abundante, sangrado entre periodos y problemas de infertilidad.

Al igual que en el caso del lipedema, la endometriosis es otra patología en la que se ha puesto el foco exclusivamente en el rol de las hormonas sexuales en su desarrollo. Esto ha hecho que los abordajes se suelan limitar a la castración química, es decir, la inhibición del ciclo menstrual.

Ahora sabemos que existen muchos otros mecanismos implicados, entre ellos:

1. Procesos inflamatorios locales: daño en el tejido o infecciones en el aparato urogenital que condicionan un ambiente proliferativo.[50,51]
2. Procesos inflamatorios externos a la zona urogenital: el sistema inmune es el encargado de controlar que un tejido no crezca en exceso. Cuando el sistema inmune debe actuar en diversos sistemas corporales a la vez, su capacidad de actuar eficientemente disminuye, de la misma manera que tú no eres igual de eficiente si estás en una reunión y a la vez contestando emails. Ya hay una evidencia sólida, por ejemplo, de que las personas que sufren periodontitis (procesos infecciosos e inflamatorios de las encías) presentan marcadores más elevados de citoquinas inflamatorias (TNF alfa, IL6) o marcadores de resistencia a la insulina entre

---

[50] Bullon, P., & Navarro, J. M. (2017). «Inflammasome as a Key Pathogenic Mechanism in Endometriosis». *Current Drug Targets*, 18(9), 997–1002. https://doi.org/10.2174/1389450117666160709013850

[51] Ata, B., Yildiz, S., Turkgeldi, E., Brocal, V. P., Dinleyici, E. C., Moya, A., & Urman, B. (2019). «The Endobiota Study: Comparison of Vaginal, Cervical and Gut Microbiota Between Women with Stage 3/4 Endometriosis and Healthy Controls». *Scientific Reports*, 9(1), 2204. https://doi.org/10.1038/s41598-019-39700-6

otros.⁵² Por cierto, que el artículo al que hacemos referencia en la nota número 52 es francamente interesante, ya que los autores muestran cómo un proceso infeccioso bucal genera inflamación sistémica, alteración del metabolismo y disbiosis intestinal (y, en principio, el problema solo estaba en la boca…). La endometriosis también está relacionada con procesos inflamatorios bucales.⁵³

3. Desajuste metabólico específico: se ha comprobado que el tejido endometrial ectópico tiene su capacidad de autofagia disminuida y preferencia por la glucosa como recurso energético.⁵⁴

El estudio profundo de estos mecanismos nos llevó a la aplicación de un programa conocido como AIRE (Abordaje Integrativo y Regenerativo de la Endometriosis), del que se beneficiaron muchísimas mujeres y en el que, junto con el ayuno intermitente y los ayunos prolongados, la actividad física específica y la terapia emocional, la alimentación cetogénica desempeñaba un papel fundamental por su doble efecto antiinflamatorio y regulador metabólico.

Hasta aquí, esta larga lista de patologías. ¡Como ves, nos hemos despachado a gusto!

Es probable que la mayoría de las patologías que hemos mencionado no te afecten. Tampoco hemos entrado en el detalle específico de cómo aplicar cada tratamiento, que no es el objetivo de este libro. Nuestra intención era ofrecerte una pequeña guía de los usos terapéuticos de la dieta cetogénica por si algún día la necesitas revisar.

---

[52] Arimatsu, K., Yamada, H., Miyazawa, H., Minagawa, T., Nakajima, M., Ryder, M. I., Gotoh, K., Motooka, D., Nakamura, S., Iida, T., & Yamazaki, K. (2014). «Oral pathobiont induces systemic inflammation and metabolic changes associated with alteration of gut microbiota». *Scientific Reports*, 4, 4828. https://doi.org/10.1038/srep04828

[53] Kavoussi, S. K., West, B. T., Taylor, G. W., & Lebovic, D. I. (2009). «Periodontal disease and endometriosis: analysis of the National Health and Nutrition Examination Survey». *Fertility and Sterility*, 91(2), 335–342. https://doi.org/10.1016/j.fertnstert.2007.12.075

[54] Yang, S., Wang, H., Li, D., & Li, M. (2019). «Role of Endometrial Autophagy in Physiological and Pathophysiological Processes». *Journal of Cancer*, 10(15), 3459–3471. https://doi.org/10.7150/jca.31742

Y ahora, la aclaración obligatoria. Esta recopilación es puramente informativa y no pretende ser un aviso médico. Si se da el caso de que padezcas alguna de estas patologías, habla con un médico; pero que sea uno que esté al tanto de las novedades en la literatura científica, por favor.

Esperamos haberte abierto la mente sobre todas las intervenciones que pueden llevarse a cabo mediante la alimentación, incluso en patologías importantes. Pero no todo es fantástico y maravilloso. En el siguiente capítulo veremos las limitaciones de esta intervención.

LIMITACIONES Y RIESGOS DE LA DIETA CETOGÉNICA

Hasta ahora, solo te hemos contado las maravillas de la dieta cetogénica. Sin embargo, como ocurre con cualquier intervención, también existen limitaciones y situaciones en las que es mejor evitarla para no generar complicaciones.

La dieta cetogénica no tiene demasiados problemas si se hace bien y la mayoría de sus limitaciones son de un carácter más sutil.

LIMITACIÓN 1. LO SENTIMOS, PERO NO ESTÁS HACIENDO KETO

Siendo estrictos, para estar en cetosis debes tener las cetonas en sangre por encima de 1,5 mMol, y para conseguir todos los beneficios que hemos mencionado en el capítulo anterior deben superar los 3 mMol. Esto es muy difícil de conseguir si solo modificas tu alimentación.

Para llegar a niveles de cetonas por encima de 3 mMol hay dos opciones:

- Combinar la dieta keto con el ayuno intermitente.
- Realizar la dieta keto en un contexto de restricción calórica y limitar los carbohidratos a menos de 10 g al día.

Ayunar es relativamente fácil de hacer y, en realidad, se trata de la opción más lógica, ya que la dieta keto no deja de ser un mimético del ayuno. Pero si no quieres ayunar y deseas conseguir el máximo beneficio de esta intervención, habrá que contar macronutrientes y seguir una dieta muy muy restrictiva.

Esto que acabamos de afirmar puede parecerte incongruente con lo que hemos expuesto anteriormente. Si te acuerdas, en la primera página del libro te decíamos: «Come un máximo de 30 gramos de carbohidratos al día».

Déjanos aclarar esta confusión: la mayoría de las personas que creen seguir la dieta keto, en realidad están siguiendo una dieta Atkins modificada o dieta de bajo índice glucémico. Esta diferenciación es esencialmente técnica y se usa en un contexto terapéutico, pero sí que tiene relevancia en función de cuál sea tu objetivo con la keto.

Si solo quieres perder peso o recuperar la flexibilidad metabólica, una dieta Atkins modificada (que te permitirá llegar a niveles de cetonas de ~1 mMol) es más que suficiente:

- Activarás el metabolismo de las grasas.
- Te será más fácil gestionar el déficit calórico.
- Reducirás los niveles de insulina.

Pero si lo que buscas son los beneficios antienvejecimiento, antiinflamatorios o anticancerígenos, entonces es cuando necesitarás subir las cetonas al menos a 1,5 mMol.

LIMITACIÓN 2. LA DIETA KETO PUEDE NO SER LA MEJOR MANERA DE PERDER PESO EN TU CASO

Ya lo hemos dicho muchas veces, pero es importante recalcarlo de nuevo: **la única manera de perder grasa es estar en déficit calórico**. Este es el principio básico de todas las dietas habidas y por haber, también de esta: sin restricción calórica no habrá pérdida de grasa.

Insistimos tanto en este tema porque hay un tremendo (y absurdo) debate entre los defensores de las «calorías» y los de la cetosis. Nosotros salimos de esta falsa dicotomía y preferimos plantear el problema desde otro ángulo: ¿cuál es el mejor contexto para estar en déficit calórico?

La respuesta a esta pregunta dependerá mucho de cada persona. Es cierto que la dieta cetogénica nos da un contexto muy bueno (inhibición del hambre, altos niveles de energía, mantenimiento de la musculatura…), pero no podemos negar que es una dieta muy restrictiva (por ejemplo, no podrás comer fruta), y para alguna gente esto puede ser un limitante insalvable.

Otro peligro potencial es que termines comiendo mucha porquería. Como veremos en la sección práctica del libro, la dieta cetogénica que nosotros proponemos se basa en comer mucha verdura de hoja, grasas saludables y proteína de calidad, pero no todo el mundo que la sigue consume menos procesados. De hecho, cada vez más ocurre lo contrario. Instagram está lleno de influencers promocionando «keto snacks», barritas energéticas keto, cetonas exógenas y otros productos keto industriales con una densidad calórica terrible y diseñados para generarte hambre hedónica y para que te gastes un dineral comprándolos.

Y, finalmente, cabe mencionar que el efecto saciante de la dieta keto no es universal. A algunas personas (Oriol entre ellas) no les induce el efecto saciante que hemos comentado ya.

Esto es potencialmente peligroso porque la densidad calórica de la grasa es muy alta (2,25 veces la de los carbohidratos y la proteína) y, si no hay inhibición del hambre, es muy fácil terminar ingiriendo más calorías de las que necesitas.

Podríamos resumir esta sección diciendo que, si de verdad quieres usar la dieta cetogénica para perder peso, tendrás que:

1. Hacerla en déficit calórico.
2. Comer mucha verdura y proteína, disminuir algo las cantidades de grasa que recomendamos de manera genérica y evitar los keto-productos procesados.
3. En caso de que no experimentes la inhibición del hambre típica de la cetosis, contar calorías.

Como ves, esto puede ser difícil para algunas personas. En todo caso, no constituye un problema insalvable.

En la parte práctica del libro te vamos a dar las herramientas para que puedas superar cualquiera de estos obstáculos. Pero puede que, aun así, a ti la dieta keto no te funcione, ya que…

LIMITACIÓN 3. LA DIETA KETO NO ES PARA TODOS

La población humana es muy diversa y reaccionamos de forma muy distinta a los estímulos que recibimos.

En relación con la dieta cetogénica se ha identificado que un 25 por ciento de la población tiene una versión (alelo) del gen APOE (el APOE4) que genera cierta intolerancia al consumo elevado de grasas.[55] Si te interesa, actualmente existen diversos test genéticos que te indican tu variante del gen APOE.

Además, el APOE4 es el factor de riesgo más importante para desarrollar el alzhéimer junto con la obesidad. Esto hace que los portadores de este alelo tengan que vigilar si consumen demasiada grasa y ganan peso para no aumentar el riesgo de sufrir esta terrible enfermedad.[56]

Esto no quiere decir que estas personas no puedan seguir esta dieta. Hay muchos pacientes con epilepsia y el alelo APOE4 que llevan más de treinta años con la keto sin ningún problema, pero lo hacen bajo supervisión médica. Además, la cetosis en restricción calórica tiene un potente efecto neuroprotector que podría disminuir el riesgo de sufrir alzhéimer también en portadores del alelo APOE4.[57]

Pero lo que es evidente es que **no podemos ir por el mundo diciendo que la dieta cetogénica es óptima para todos. Un 25 por ciento de la población tendrá que vigilarse.**

Por lo general, el problema más evidente que puede producir una disfunción en el metabolismo de los lípidos es la aterosclerosis. Durante mucho tiempo, para valorar el riesgo de aterosclerosis, se miraban los niveles de colesterol en sangre, particularmente el que está presente en uno de sus transportadores principales, la lipoproteína LDL. Pero cuidado, debes saber que la aterosclerosis es una enfermedad de los vasos sanguíneos. Fijarnos, por tanto, en el colesterol en plasma (que no tiene por qué ser patológico) puede llevar a confusión.

Ahora sabemos que las pequeñas partículas de LDL, y no la cantidad de colesterol, es lo que daña los vasos sanguíneos, sobre todo, si están oxidadas o glucosiladas. Digamos que las partículas pequeñas son como alfileres que penetran en el tejido, mientras que las de gran tamaño rebotan sin problema.

---

[55] https://es.wikipedia.org/wiki/Apolipoprote%C3%ADna_E
[56] Jones, N. S., Watson, K. Q., & Rebeck, G. W. (2021). «High-fat diet increases gliosis and immediate early gene expression in APOE3 mice, but not APOE4 mice». *Journal of Neuroinflammation*, 18(1), 214. https://doi.org/10.1186/s12974-021-02256-2
[57] Morrill, S. J., & Gibas, K. J. (2019). «Ketogenic diet rescues cognition in ApoE4+ patient with mild Alzheimer's disease: A case study». *Diabetes & Metabolic Syndrome*, 13(2), 1187–1191. https://doi.org/10.1016/j.dsx.2019.01.035

La mejor manera que tenemos para identificar el número de partículas de LDL es la medición de la ApoB. Un 85-90 por ciento de la ApoB presente en sangre corresponde a la LDL, y solamente existe una proteína ApoB por cada partícula de LDL, de modo que la ApoB se utiliza para cuantificar el total de partículas LDL. Esto nos va a proporcionar una medida mucho más fiable a la hora de valorar el riesgo cardiovascular.

Si quieres llevar a cabo una alimentación cetogénica y tienes la versión de APOE4 que gestiona (en principio) mal las grasas, la valoración recurrente de ApoB te puede indicar si vas por el buen camino o si debes cambiar de estrategia terapéutica.

LIMITACIÓN 4. LA DIETA KETO ES DIFÍCIL DE EMPEZAR

Si eres de las personas que nunca han usado el metabolismo de la grasa para generar energía (que es la mayoría), es posible que experimentes algunos problemas la primera vez que hagas la dieta keto:

- interrupción del sueño
- dolor de cabeza y sensación de cansancio
- ansiedad
- alteraciones de los lípidos
- triglicéridos elevados
- picos de colesterol LDL

Para evitar estos efectos secundarios, la transición debe ser lenta, reduciendo paulatinamente los carbohidratos en un periodo de entre cuatro y seis semanas.

Esto es complicado. Pero, por suerte, hay una manera de saltarse esta adaptación: aumentar el desequilibrio entre calorías ingeridas y gastadas, sobre todo si ocurre mediante el aumento de la actividad física. También te explicaremos en el capítulo de protocolo de iniciación otras estrategias adicionales para facilitar la transición al consumo de grasas.

Hay otro factor que hará que no entres en cetosis: el estrés. Cuando tu cuerpo siente que hay peligro, activará la producción de glucosa, ya que esta es la energía más rápida que tenemos, y esto dificultará enormemente entrar en cetosis. Fíjate que nosotros mismos, aun teniendo el metabolismo superadaptado, hemos pasado periodos en los que nos era imposible entrar en cetosis por culpa del estrés laboral.

LIMITACIÓN 5. LA DIETA KETO ES DIFÍCIL DE SEGUIR (AL PRINCIPIO)

Como ves, una dieta keto estricta no es un asunto trivial:

- Tienes que controlar los macronutrientes.
- Tienes que vigilar no comer demasiado.
- Tienes que evitar productos procesados.
- Tienes que evitar sufrir mucho estrés.
- Si tienes el alelo APOE4, deberías hacerla bajo supervisión médica.
- Tendrás que seguir un proceso de adaptación de entre cuatro o seis semanas o practicar una restricción calórica.

Si eres de las personas que sienten mucha saciedad al consumir grasa, puede que no sufras la mayoría de estos problemas, ya que, de forma natural, estarás haciendo restricción calórica. Pero si este no es tu caso, te costará y deberás vigilarte constantemente.

Estos problemas no son insalvables y tampoco perennes. **Cuando lleves tiempo con la dieta keto, tu cuerpo se adaptará, cambiarás tus hábitos y te será más fácil seguirla. Pero no podemos negar que la dieta cetogénica no es la cosa más sencilla del mundo.**

LIMITACIÓN 6. LA DIETA KETO NO ES PARA TODA LA VIDA

Aquí nos metemos en otro berenjenal, ya que muchos de sus defensores lo son a ultranza y la venden como la mejor dieta para toda la vida. Nosotros no creemos en los absolutismos y preferimos basar nuestras opiniones en los hechos y la lógica.

Parándonos un momento a pensar, estaremos de acuerdo en que, si nuestro cuerpo sale de la cetosis por solo consumir dos piezas de fruta, seguramente es que no es su estado metabólico preferido.

¿Quiere decir esto que es malo estar siempre en cetosis?

De momento, parece que no hay nada que así lo indique.

Los estudios con personas que llevan muchos años siguiendo la dieta cetogénica (por razones médicas) no muestran ningún problema de salud, pero que no se genere un problema no quiere decir que sea ideal:

- Estar siempre en cetosis es complejo y requiere mucho esfuerzo. Estarás luchando contra un mundo que te bombardea con carbohidratos y tu cuerpo saldrá de cetosis a la mínima que te despistes.
- Cualquier intervención que reduzca nuestra flexibilidad metabólica no es óptima y, si nunca consumes carbohidratos, tu capacidad de utilizarlos disminuirá con el tiempo.

Esta limitación no es única de la cetosis. En realidad, no hay ninguna intervención que sea la solución absoluta para todo.

- Hacer deporte es superbeneficioso, pero si entrenas demasiado tu cuerpo se desgastará y aumentará el riesgo de lesión.
- Hacer ayunos es supersaludable, pero si haces demasiados perderás mucha musculatura.
- Dormir suficiente es imprescindible, pero si duermes 12 horas al día te pierdes la vida y tu cuerpo se atrofia.

Y podríamos seguir con cualquier otra intervención que se te ocurra.

Lo mismo pasa con la cetosis. **La dieta keto es óptima cuando se hace de forma cíclica y nos confiere flexibilidad metabólica.**

LIMITACIÓN 7. LA DIETA KETO NO ES ÓPTIMA PARA EL ALTO RENDIMIENTO DEPORTIVO

Las fibras musculares tipo 2, que son las que se activan a altas intensidades, solo pueden usar la glucosa como combustible.

Para la mayoría de los mortales, el glicógeno que almacenamos en los músculos y el hígado es suficiente para satisfacer estas necesidades de glucosa, pero los atletas de élite solo podrán rendir a su máxima capacidad si consumen carbohidratos.

Esto no es incompatible con una dieta keto, si este consumo se hace de forma muy estratégica para que sea usado durante el entrenamiento, pero, innegablemente, complica las cosas.

Así pues, esto no quiere decir que la dieta keto sea mala para hacer deporte. Puedes entrenar y seguir la keto sin problemas, pero si eres un deportista de élite y el rendimiento es tu prioridad, un buen enfoque es planificar tus periodos keto cuando estés en fase de recuperación o cuando te centres en perder peso. Este planteamiento cíclico te permitirá conseguir adaptaciones fisiológicas muy interesantes:

1. Entrenamiento de fuerza junto con un consumo alto de proteína y moderado de carbohidratos para ganar masa muscular seguido de:
2. Periodos de dieta keto con restricción calórica y entrenamiento aeróbico de baja intensidad para eliminar el exceso de grasa y obtener los beneficios antienvejecimiento, evitar la degradación de la musculatura[58] y generar adaptaciones celulares que optimizan el funcionamiento de las mitocondrias.[59]

Por cierto, que queremos recalcar que esta «limitación» solo es aplicable a los atletas de élite. Para el 97 por ciento de la población que hacemos deporte de forma recreacional, la dieta cetogénica no supone ninguna limitación y hasta nos puede ayudar por los efectos que acabamos de mencionar.

Y con esto terminamos de exponer todas las limitaciones de la dieta cetogénica. A continuación vamos a explicar los riesgos de esta intervención.

Te recomendamos que, si padeces alguna de las siguientes patologías, hables con un experto antes de empezar un protocolo keto:

- **Tienes diabetes mellitus tipo II** – En el capítulo anterior ya te hemos contado que la dieta keto es superefectiva para disminuir y hasta revertir este tipo de diabetes, pero es recomendable que la sigas bajo supervisión médica para evitar un desequilibrio del pH sanguíneo y una potencial cetoacidosis.

---

[58] Koutnik, A. P., D'Agostino, D. P., & Egan, B. (2019). «Anticatabolic Effects of Ketone Bodies in Skeletal Muscle». *Trends in Endocrinology and Metabolism: TEM*, 30(4), 227–229. https://doi.org/10.1016/j.tem.2019.01.006

[59] Kolb, H., Kempf, K., Röhling, M., Lenzen-Schulte, M., Schloot, N. C., & Martin, S. (2021). «Ketone bodies: from enemy to friend and guardian angel». *BMC Medicine*, 19(1), 313. https://doi.org/10.1186/s12916-021-02185-0

- **Tienes problemas en la vesícula o no tienes vesícula biliar** – La vesícula biliar es la encargada de liberar los enzimas digestivos que digieren las grasas. Si tu vesícula no funciona bien, deberás prestar atención a si estás digiriendo la grasa adecuadamente y, en todo caso, incrementar el consumo de grasas de manera muy controlada para impedir que este cambio afecte a tu salud.
- **Has tenido problemas cardíacos** – Algunas personas, durante el periodo de adaptación a la keto, pueden sufrir arritmias. Si tu corazón está sano, no representan ningún riesgo. En caso de problemas cardíacos, es mejor que te vigiles y hagas la adaptación bajo supervisión médica.
- **Padeces hipotiroidismo** – Puede ser que tu tiroides se resienta al cambiar la dieta y sientas cansancio.

Estos son los avisos que te tenemos que dar casi obligatoriamente por temas de protección legal, aunque, en realidad, los podríamos resumir en un solo aviso: **si padeces algún tipo de enfermedad, sea la que sea, infórmate bien antes de hacer un cambio en tu vida, sea keto o cualquier otro**.

Pero en este capítulo sobre limitaciones y dificultades, queremos ir un poco más allá e incidir en los detalles que a casi todo el mundo le pasan desapercibidos.

AVISO 1. DÉFICIT DE VITAMINAS

Si no consumes suficientes verduras u otros alimentos ricos en micronutrientes, puedes desarrollar un déficit de vitaminas, minerales y fibra. Este problema es fácilmente evitable si te hidratas bien, tienes una dieta variada y consumes grasa de origen vegetal, por ejemplo la del aguacate y los frutos secos, y la fibra de verduras de hoja.

También te recomendamos que, a ser posible, comas la verdura sin cocinar o cocinada a baja temperatura durante horas.

AVISO 2. CONSUMIR DEMASIADA PROTEÍNA

Es común confundir el bajo consumo de carbohidratos con un alto consumo de proteínas y esto puede traerte problemas, sobre todo las primeras veces que hagas keto. La proteína activa la ruta de la gluconeogénesis, que transforma los aminoácidos en glucosa y, por tanto, evita que entremos en cetosis.

Este problema desaparece con el tiempo, a medida que el cuerpo se adapta a la cetosis y se hace más eficiente activando la grasa y transformándola en cuerpos cetónicos. De hecho, muchos expertos atribuyen los efectos beneficiosos de la dieta carnívora a los altos niveles de cetonas que genera (sorprendentemente, hemos visto personas siguiendo la dieta carnívora con niveles de cetonas por encima de 3 mMol).

AVISO 3. LA CETOACIDOSIS

Hay muchos médicos a los que se les eriza el pelo cuando oyen la palabra «cetosis» y enseguida esgrimen el riesgo de cetoacidosis.

La cetoacidosis ocurre cuando se produce un aumento brusco e importante de cetonas en sangre. Estas, al ser ligeramente ácidas, si se acumulan en grandes cantidades, pueden alterar el ph sanguíneo, y esto, en efecto, es peligroso.

Se calcula que para padecer cetoacidosis deberíamos superar los 8-10 mMol de cetonas en sangre. La cuestión es que, con una alimentación cetogénica o, incluso, con el ayuno, es casi imposible llegar a estos niveles. Simplemente, el cuerpo deja de fabricar cetonas para no dañarse. Para que te hagas una idea, en todos estos años de uso de la alimentación cetogénica solo hay descrito un caso en toda la literatura científica en que, sin ninguna disfunción previa, apareció cetoacidosis.

Para que se produzca una cetoacidosis es necesaria una disfunción metabólica particular que impida que se utilicen las cetonas liberadas. Esta situación se da casi exclusivamente como resultado de un manejo inadecuado de la insulina en los diabéticos. En estos casos, el cuerpo está liberando masivamente glucosa y cetonas (en una cetosis nutricional, esto es imposible). Es la combinación de niveles elevados de glucosa y cetonas la que impide que las cetonas liberadas sean metabolizadas y hace que, como consecuencia, se acumulen.

Por tanto, el argumento de que la dieta cetogénica es peligrosa por la cetoacidosis es erróneo y demuestra poco conocimiento de la fisiología humana y de la literatura científica.

AVISO 4. LA PRESIÓN SOCIAL

El peor problema de la dieta keto es la presión social por comer carbohidratos. Todos los que seguimos «dietas alternativas» sabemos lo difíciles que son de gestionar en nuestros entornos sociales.

Nuestra recomendación aquí es que no intentes luchar contra la corriente. Realiza periodos keto cuando tengas pocos compromisos sociales y si un día debes saltarte la dieta por una comida familiar, hazlo sin remordimientos. En la parte práctica te contaremos cómo manejarte en los días oasis.

No hagas bandera de la dieta cetogénica. Mantén un perfil bajo y evita los conflictos cuasirreligiosos que surgen en torno a la nutrición. Al final, tu mejor argumento será los resultados que obtengas. Limítate a explicar qué es la cetosis a la gente que te lo pregunte.

Y con esto terminamos la parte teórica de este libro. Lo que nos queda por delante es lo que probablemente más te interese: cómo llevar a la práctica la dieta cetogénica.

Aquí podemos alardear de una experiencia de más de diez años practicando nosotros mismos esta intervención, de centenares de pacientes a los que hemos tratado en consulta y de centenares de miles de personas que han realizado nuestro curso digital. En la siguiente sección compartiremos contigo todo este conocimiento acumulado.

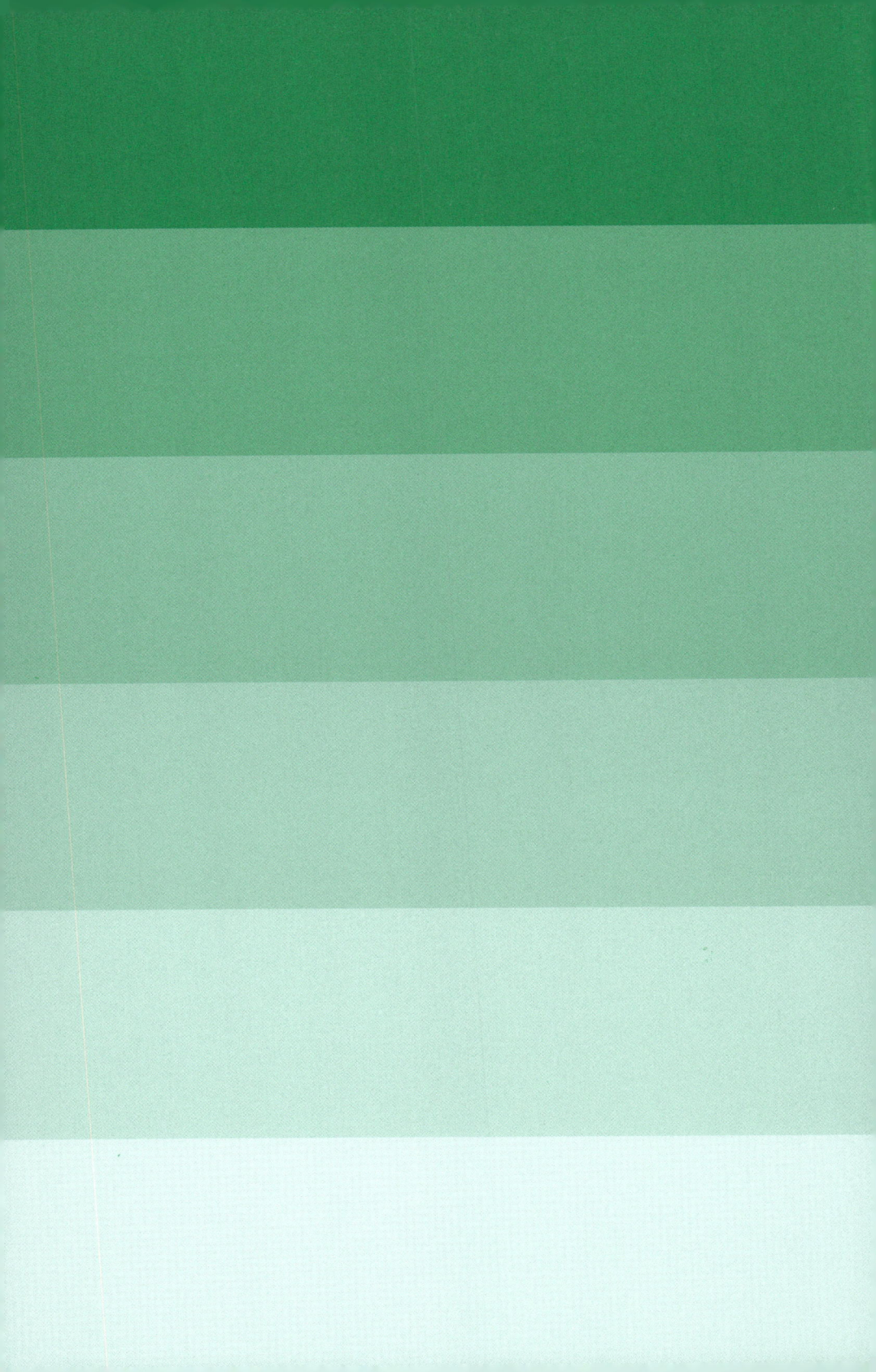

PARTE II:
LA DIETA KETO EN LA PRÁCTICA

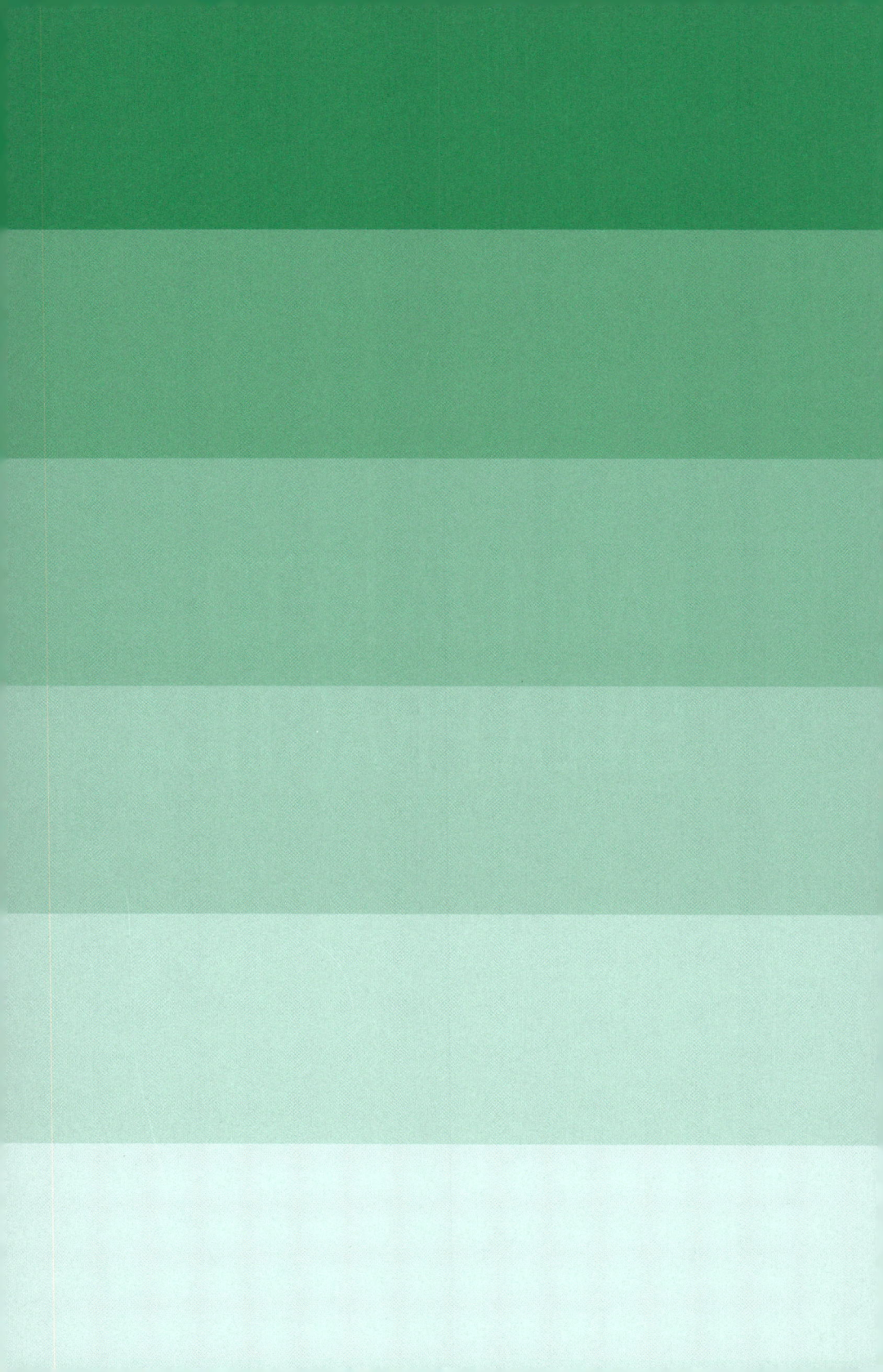

PRINCIPIOS BÁSICOS

¡Por fin hemos llegado a la parte práctica de este libro!

Esperamos que nos perdones por la larga introducción teórica que hemos hecho. Tal como te decíamos al principio, uno de los factores más importantes para que una intervención funcione es, justamente, que la entiendas bien. Por eso hemos querido asegurarnos de que tenías a tu disposición toda la información necesaria sobre qué es la dieta keto y para qué sirve.

Ahora es momento de entrar en acción y disfrutar de las sensaciones y los beneficios que te aportará esta dieta.

Empecemos repasando, de nuevo, los principios básicos para seguir la dieta cetogénica.

Como verás, las reglas son muy sencillas, pero la complejidad está en los detalles.

La dieta cetogénica consiste en reducir sustancialmente el consumo de carbohidratos (azúcares, cereales, legumbres, frutas, tubérculos...) **e incrementar el consumo de grasas de calidad** (aguacate, aceite de oliva, coco, etc.), con el fin de que tu metabolismo no tenga otra opción que usar las grasas como fuente de energía.

La proporción de calorías por macronutriente en la dieta cetogénica acostumbra a ser de:

- 60-75 por ciento de grasas
- 20-30 por ciento de proteínas
- 5-10 por ciento de carbohidratos

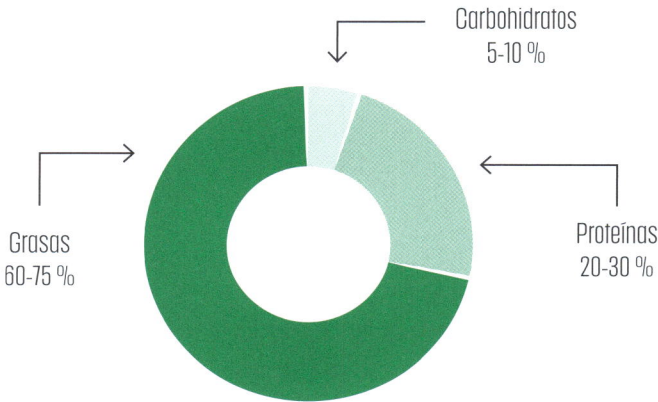

Si pensar en porcentajes se te hace complicado, también puedes usar la norma de **no consumir más de 30 gramos de carbohidratos al día**.

Estas son reglas generales que pueden matizarse en función de cada persona y situación: si practicas mucho ejercicio, podrás consumir algo más de carbohidratos; si combinas keto con ayuno, también tendrás más margen… Pero nosotros te recomendamos que, muy especialmente al principio, sigas estas instrucciones a rajatabla y que solo empieces a experimentar cuando hayas adquirido mucha experiencia con la keto y tu cuerpo esté bien adaptado.

Para que contextualices estos valores, considera esta sencilla tabla que te indica las cantidades de diferentes alimentos que puedes comer en todo un día:

TIPO DE ALIMENTO	CARBOHIDRATOS EN 100 g	CANTIDAD PARA LLEGAR A 530 g DE CARBOHIDRATOS EN UN DÍA
Cereales y legumbres	40-80 g	75-37 g
Fruta y tubérculos	15-30 g	200-96 g
Verduras	1-10 g	3.000-300 g
Verduras de hoja	1-5 g	3.000-600 g

Como puedes ver, hay alimentos de los que apenas puedes tomar un bocado, y hay otros por los que no te tienes que preocupar.

Esta es la razón por la que siempre decimos que, en realidad, no hay alimentos prohibidos en la dieta cetogénica, simplemente algunos de los que solo puedes comer muy poquito.

A continuación, te damos una referencia rápida de los alimentos que te harán la vida más fácil para seguir la keto.

FUENTES MÁS SALUDABLES DE GRASA

- Mantequilla (mejor clarificada o ghee)
- Aguacate
- Aceite de coco
- Aceite de oliva (virgen y crudo)
- Frutos secos y semillas previamente remojadas

VERDURAS QUE PUEDES CONSUMIR SIN PROBLEMAS

Se pueden comer vegetales con bajo contenido en carbohidratos, sobre todo hojas y brotes (2 g de carbohidratos/100 g, sobre todo en forma de fibra):

- Espinacas
- Lechuga
- Endivias
- Col
- Acelgas

También hay frutos que son compatibles:

- Pepino
- Calabacín
- Coliflor
- Apio
- Ajo
- Brócoli

FUENTES DE PROTEÍNAS

Es recomendable consumir alimentos que también sean ricos en grasas sanas (omega 3):

- Sardinas y pescado azul en general
- Atún
- Salmón
- Carne ecológica

Aunque también se puede comer otro tipo de proteína de calidad:

- Conejo
- Pollo
- Pescado blanco
- Huevo

Otra pregunta que nos hacen muy a menudo es qué cantidad comer. En general la respuesta es muy sencilla: **come hasta saciarte**.

Ya te hemos comentado que nuestro cuerpo tiene sus propios mecanismos de regulación del hambre y que si dejas de consumir alimentos procesados ultrapalatables no sentirás esa ansia de comer constantemente. Además, la dieta cetogénica genera mucha saciedad y, en general, tenderás a ingerir un poco por debajo de tus necesidades, con lo que generarás el déficit calórico que te permitirá perder grasa.

Pero sabemos que hay casos en los que guiarse por las sensaciones puede no ser lo más adecuado, bien porque no se sienta saciedad, bien porque justamente lo que se quiere evitar es el déficit calórico. Para estos casos excepcionales solo quedará la opción de contar calorías. Nosotros lo desaconsejamos, ya que es muy fatigoso y genera un tipo de obsesión por la comida que no es demasiado saludable. Pero si no te queda otra opción, aquí te dejamos la manera de saber las cantidades que necesitas comer:

PASO 1 - CALCULA TU METABOLISMO BASAL

Las fórmulas más utilizadas son las de Mifflin-St Jeor:

- Metabolismo basal hombres = (10 × peso en kg) + (6,25 × altura en cm) - (5 × edad) + 5
- Metabolismo basal mujeres = (10 × peso en kg) + (6,25 × altura en cm) - (5 × edad) - 161

PASO 2 - SÚMALE LO QUE QUEMES HACIENDO EJERCICIO

Si haces alguna actividad física, la tienes que sumar a tu consumo energético. Hoy en día esto es fácil de saber con el móvil o con algún reloj de monitorización.

PASO 3 – DECIDE QUÉ CANTIDAD QUIERES CONSUMIR

- Si quieres mantener el peso, este valor tendrá que ser el mismo que has calculado en el paso anterior.
- Si quieres perder peso, tendrás que reducir el consumo un 20 por ciento.
- Si quieres ganar musculatura, deberás tener un superávit de un 20 por ciento.

PASO 4 – CUENTA TODO LO QUE COMES Y CALCULA CUÁNTAS CALORÍAS SON

Las equivalencias calóricas son las siguientes:

- Carbohidratos: 4 kcal/g
- Proteínas: 4 kcal/g
- Grasa: 9 kcal/g

Como ves, es un proceso complejo y engorroso.

Y ahora que ya sabes cuánto y qué comer, ¡empecemos con los protocolos de iniciación a la keto!

PREPARATIVOS PARA HACER UNA DIETA CETOGÉNICA

Antes de que entres propiamente en cetosis, es muy importante que te prepares de forma adecuada. Después de ayudar a miles de personas, nuestra experiencia nos dice que hacer una buena preparación y seguir un buen protocolo de inicio son las claves para tener éxito.

Así que en este capítulo revisaremos todo lo que debes tener en cuenta antes de iniciar la dieta keto.

1. DEFINE TU FUENTE DE MOTIVACIÓN

No queremos engañarte. Empezar con la dieta keto no es la cosa más sencilla del mundo. Será una alimentación muy distinta a la habitual. Tendrás que prescindir de muchos alimentos que sueles comer y librarás una lucha constante contra una presión social y mediática que te induce a comer alimentos hiperpalatables.

Es probable que vivas momentos duros, y queremos minimizar el riesgo de que abandones. La mejor arma contra la desesperación es tener una inquebrantable fuente de motivación.

Te animamos a que definas con claridad qué quieres conseguir con este plan. Cuanto más concreta, centrada en lo que ganarás y sincera sea la definición, mejor. Cosas del estilo de «ganar salud» o «perder peso» son demasiado vagas y no inciden en el deseo o dolor real. En nuestra experiencia, funcionan mejor objetivos de este tipo:

- «Lograr el aspecto de esa foto de cuando tenía diez años menos».
- «Recuperar la energía para llegar al final del día contenta».
- «Ligar más».
- «Lucir en la playa cuando me quito la camiseta».
- «Perder dos tallas de pantalón».

Lo importante es que, cuando te visualices consiguiéndolo, te dé un subidón.

Tómate ahora unos minutos para pensar cuál es tu objetivo real y motivador que te ayude a hacer el esfuerzo que estás a punto de iniciar...

¡Muy bien!

Ahora que ya sabes qué quieres, tienes que hacerlo muy visible. Cuéntaselo a alguien que te importe, pero que sea suficientemente lejano como para que no te perdone demasiado los deslices. Hasta puedes hacer una «apuesta»: si no llegas a tu objetivo, tendrás que cumplir una penalización (por ejemplo, invitar a cenar a tu amigo); y si lo alcanzas, obtendrás un premio (por ejemplo, te regalarás una sesión de masaje).

2. PREPARA TU DESPENSA

Ya hemos aprendido que los productos ultraprocesados confunden a nuestro cerebro y le hacen comer más de lo que necesita. Si tu cerebro sabe que hay un paquete de galletas en la despensa, te pedirá que las comas. Claro que puedes resistirte, pero te será mucho más fácil si simplemente no lo tienes.

Te recomendamos que vacíes la despensa de todo aquello que pueda representar una tentación: patatas fritas, chocolate, galletas… Regálalo todo a tu vecino. Seguro que él estará supercontento y ganarás unos cuantos *social points*.

Al principio, existe la dificultad añadida de que todo es nuevo: ingredientes, recetas… Piensa cómo harás exactamente la primera semana y cocina todo lo que puedas antes de empezar. Te facilitará mucho la vida y te acercará al éxito.

Este es un buen momento para que te descargues la guía digital sobre los alimentos permitidos en la dieta cetogénica mediante el código QR que incluimos al final del libro.

3. ELIGE BIEN EL MOMENTO DE INICIO

Es muy frustrante que, una vez hechos todos los preparativos, un imprevisto te fastidie el plan. Todo será más fácil si empiezas en el momento adecuado: un lunes porque durante la semana laboral no tienes compromisos sociales, o el fin de semana, con todos los ingredientes listos y sin comidas de negocios. Lo que te vaya bien depende de ti, pero es importante que te lo plantees antes.

Aparte de las presiones sociales, los dos factores que determinarán el éxito o fracaso de esta intervención son **el estrés y el sueño.** Si no duermes bien o sufres demasiado estrés, tu cuerpo estará alerta y te pedirá carbohidratos (la fuente de energía rápida), lo que hará mucho más difícil que entres en cetosis.

Nuestra recomendación es que esperes a que tu vida tenga un poco de calma antes de empezar con la dieta keto por primera vez. ¡Hasta nosotros, que llevamos años haciéndola, tenemos problemas para entrar en cetosis si no hemos dormido bien!

4. TOMA UNA REFERENCIA DE DÓNDE EMPIEZAS

Para poder evaluar los resultados de esta intervención, es importante que sepas cómo empiezas. Hay varias mediciones que te permitirán ver cómo avanzas. Vamos a mencionar algunas de ellas, con sus pros y contras:

A) FOTOS

Cuando el objetivo es perder grasa, comparar fotos del antes y el después es una de las mejores maneras de ver el progreso. Las razones son varias:

- Aunque los primeros días la bajada de peso suele ser espectacular por el líquido que se pierde con esta dieta, con el paso del tiempo la mejora de tu metabolismo y la ganancia de densidad ósea y de músculo hacen que, aunque la pérdida de volumen y de grasa sea muy evidente, el peso varíe mucho menos. Las fotos te darán una visión más global del resultado.
- No nos engañemos, la mayoría de las veces, cuando decimos: «quiero perder grasa», en realidad queremos decir: «quiero verme más guapo».

No es casual que las fotos del «antes y después» sean tan ubicuas. Son un recurso efectivo y motivador tanto para el individuo que pasa por el proceso como para la gente que presencia la transformación.

Para la foto, usa el mínimo de ropa que te resulte cómodo. Haz fotos de frente, perfil y trasera.

B) ÍNDICE CINTURA-CADERA

El índice cintura-cadera es una medición simple, eficaz y muy validada para evaluar la pérdida de volumen corporal. Además, este valor se correlaciona con el riesgo de padecer muchos problemas de salud.[60] Sí, el índice cintura-cadera es un buen marcador de desórdenes metabólicos e incluso un aviso de un aumento del riesgo de muerte por cualquier causa. Así que, aparte de que nos indicará que vamos avanzando en el objetivo de perder peso, es un marcador de ganancia de salud.

Para medir este índice, sigue estas instrucciones:

PASO 1
Mídete la cintura en la parte más estrecha

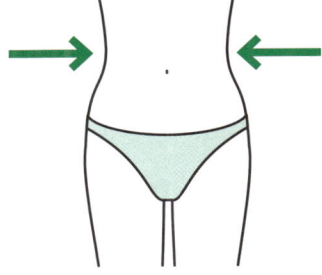

---

[60] Price, G. M., Uauy, R., Breeze, E., Bulpitt, C. J., & Fletcher, A. E. (2006). «Weight, shape, and mortality risk in older persons: elevated waist-hip ratio, not high body mass index, is associated with a greater risk of death». *The American Journal of Clinical Nutrition*, 84(2), 449–460. https://doi.org/10.1093/ajcn/84.1.449y

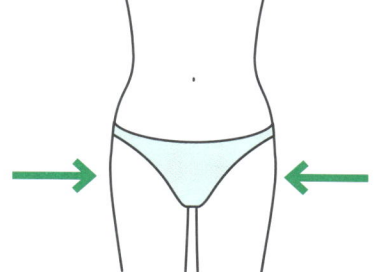

PASO 2
Mide las caderas en la parte más ancha

PASO 3
Divide la medida de la cintura por la de la cadera

El resultado es tu índice cintura-cadera.
Para valorar los resultados, puedes usar esta tabla.

PROPORCIÓN ENTRE CINTURA Y CADERA				
GÉNERO	EXCELENTE	BIEN	PROMEDIO	EN RIESGO
Hombres	< 0,85	0,85 - 0,89	0,90 - 0,95	> 0,95
Mujeres	< 0,75	0,75 - 0,79	0,80 - 0,86	> 0,86

C) LA PRUEBA DE LOS PANTALONES AJUSTADOS

Si tu meta principal es la pérdida de grasa, esta es una buena prueba. Para que sea más objetiva, prueba estos pasos:

1. Encuentra unos pantalones que sean bastante ceñidos, pero que aún puedas subírtelos hasta la cintura.
2. Anota cómo te quedan: ¿puedes cerrarlos? ¿Te resultan cómodos?

¿Puedes hacer una sentadilla profunda con ellos? Tal vez incluso hazte una foto para ver cómo te sientan.
3. Al cabo de unas semanas, repite la medición y compara.

¡No te rías! Esta es una auténtica prueba funcional y probablemente es la que se acerca más a la razón por la que estás haciendo esta dieta.

D) PESO

Controlar tu peso puede parecer buena idea. No hay nada más fácil y se correlaciona bien con la grasa. Pero a nosotros esta es la medición que menos nos gusta.

En primer lugar, porque, aunque al principio la pérdida de peso suele ser espectacular, con el tiempo, la mejora de tu metabolismo y la ganancia de densidad ósea y de músculo hacen que el peso varíe mucho menos, como ya hemos comentado.

Es en estos casos cuando una pérdida de grasa acompañada de un crecimiento de la musculatura (que es una gran victoria) puede llegar a interpretarse como una derrota si el peso no cambia, y esto te generaría desánimo y podría hacer abandonar.

Créenos, medir tu peso es una verdadera arma de doble filo. Incluso personas que han entendido perfectamente que el peso no es lo más importante, cuando se encuentran con un número que no esperaban, olvidan la sensación de bienestar, la pérdida de volumen y grasa y toda mejora, y se obsesionan con la báscula.

Pero sabemos que te pesarás de igual modo, así que vamos a ponerte algunas normas:

1. Pésate siempre por la mañana, una vez que hayas orinado.
2. Pésate ahora antes de empezar, anótalo en tu agenda y olvídate.
3. Vuélvete a pesar a los siete días si quieres y luego esconde la báscula durante un mes.

Por favor, tu felicidad diaria no puede depender del peso que marca la báscula cuando te levantas.

Ahora que ya lo tienes todo preparado y has tomado las medidas necesarias, toca empezar con nuestro protocolo de iniciación a la keto. ¡Ánimo, y que sepas que confiamos en ti!

PROTOCOLOS DE INICIACIÓN

La cetosis es un estado metabólico natural. Cuando tu cuerpo tiene flexibilidad metabólica, esta transición es suave y tú no te enteras de nada. Pero ya te hemos comentado que mucha gente ha perdido esta flexibilidad y puede sentir sensaciones desagradables las primeras veces que entran en cetosis, sobre todo si lo hacen «a saco», sin alertar al cuerpo de que las cosas van a variar.

Para evitar estas sensaciones, hemos diseñado un protocolo de iniciación a la dieta cetogénica que empieza siete días antes de que entres en cetosis, justamente para avisar con tiempo a tu cuerpo y que este se vaya preparando para el cambio que vamos a inducir. Si eres mujer y tienes el ciclo menstrual, consulta también el capítulo de menstruación y keto, donde te contamos algunos trucos del mejor momento del ciclo menstrual para iniciar este protocolo.

FASE 1 - DÍAS 7 A 3 ANTES DE ENTRAR EN CETOSIS

Esta primera fase tiene como objetivo que tu cuerpo vacíe los depósitos de carbohidratos y se prepare para el transporte de cuerpos cetónicos hacia el cerebro y su uso como sustrato energético.

Muchas de las dificultades que te puedes encontrar con una dieta keto ocurren durante los primeros días. Tu cuerpo está muy habituado a usar la glucosa como sustrato energético principal y se resiste con todas sus fuerzas a empezar a utilizar la grasa. Es en este periodo de transición donde muchas personas pueden sentir falta de energía y una nebulosa mental, y por culpa de ello deciden abandonar.

Así que, en esta primera fase, vale la pena preparar al cuerpo a fin de que se vaya habituando a emplear grasa en la producción de energía.

Para conseguir este objetivo, pondremos en práctica cuatro estrategias básicas:

1. ALIMENTACIÓN

Evita los carbohidratos a partir del mediodía. Puedes comer fruta, verdura, tubérculos y cereales sin gluten en el desayuno y la comida, pero durante la cena consume verduras, pescado, carne, huevos, marisco y frutos secos.

Esta intervención sirve para que tu cuerpo se acostumbre a quedarse sin reservas de carbohidratos en el hígado. Tienes reservas para aproximadamente 15 horas, y si no comes carbohidratos desde la comida hasta el desayuno del día siguiente, estarás unas 18 horas sin ellos. De esta manera, tu cuerpo se irá adaptando poco a poco a la restricción que le vendrá después y el cambio no será tan brusco.

2. **MOVIMIENTO**

Haz al menos tres sesiones de alta intensidad con el estómago vacío durante estos cinco días.

Esto te aportará dos beneficios:

1. Vaciarás tus reservas de glucógeno muscular y, de esta manera, cuando inicies la dieta, entrarás en el estado de cetosis con mayor rapidez.
2. El ejercicio de alta intensidad produce ácido láctico, que ayudará a que tu cerebro pueda usar las cetonas más adelante.

Puede que este segundo punto te sorprenda. Vamos a elaborarlo un poco más. El ácido láctico es uno de los alimentos preferidos de las neuronas, pero tiene un pequeño problema: le cuesta llegar al cerebro. Nuestro cerebro está protegido por la barrera hematoencefálica. Para atravesarla y alcanzar las neuronas, el ácido láctico necesita un «salvoconducto», o sea, un transportador de barrera. Curiosamente, este transportador es también muy efectivo a la hora de transportar cuerpos cetónicos.

De esta manera, cuando aumentamos el ácido láctico, estamos estimulando la fabricación de estos transportadores hacia el cerebro. Así, al iniciar la dieta cetogénica, tendremos muchos transportadores listos para que nuestro cerebro pueda empezar a usar las cetonas en tiempo récord.

Esto es muy importante porque, si no usamos los cuerpos cetónicos con rapidez, estos se degradan a acetona, que no podemos emplear para obtener energía y que vamos a eliminar a través de la orina o del aliento. De esto hablaremos un poco más adelante, en el capítulo sobre la medición de la cetosis.

3. REDUCE EL ESTRÉS

Durante estos días debes reducir el estrés en tu vida.

- Duerme bien: no dormir ataca de manera masiva tu tranquilidad y tu energía durante el día y altera profundamente tu metabolismo. **Si no duermes bien, no conseguirás entrar en cetosis.**
- Reduce el uso de pantallas por la noche: las pantallas generan luz azul, la misma que el sol, y si miras pantallas por la noche, tu mente interpretará que es de día y te será más difícil conciliar el sueño. Además, alejarte de ellas es una buena forma de desconectar de la oficina, de las redes sociales y de otros elementos que generan estrés.
- Sal a la naturaleza: recibir luz natural es genial para que tu cuerpo regule el ritmo circadiano. Estar en la naturaleza siempre genera sensaciones de tranquilidad y desconexión.

4. SUPLEMÉNTATE CON VITAMINA C

Estudios muy recientes han demostrado que unos niveles adecuados de vitamina C ayudan a las neuronas e incluso las empujan a usar sustratos energéticos diferentes a la glucosa.[61] La vitamina C contribuirá, por tanto, a que nuestras neuronas transiten de manera paulatina, sin estrés ni efectos secundarios, de un metabolismo basado en glucosa a uno donde predominen los cuerpos cetónicos y el uso de ácido láctico.

Una dosis adecuada de vitamina C es de unos 20-30 mg por kg de peso. Es decir, si pesas 70 kg, te correspondería entre 1.500 y 2.000 mg. Lo ideal es mantener esta dosis durante los siete días previos al inicio de la dieta y los siete días posteriores.

---

[61] Covarrubias-Pinto, A., Acuña, A. I., Beltrán, F. A., Torres-Díaz, L., & Castro, M. A. (2015). «Old Things New View: Ascorbic Acid Protects the Brain in Neurodegenerative Disorders». *International Journal of Molecular Sciences*, 16(12), 28194–28217. https://doi.org/10.3390/ijms161226095

FASE 2A - DOS DÍAS ANTES DE ENTRAR EN CETOSIS

En esta segunda fase vamos a dar un empujón a tu metabolismo para que no tenga otra opción que entrar en cetosis, y para ello no hay una herramienta mejor que el ayuno.

Ya sabes que la dieta keto mimetiza el estado metabólico que genera el ayuno. Por eso no existe un recurso más potente para generar el contexto adecuado que permita a tu cuerpo entender que debe movilizar grasas y producir cuerpos cetónicos.

DOS DÍAS ANTES DE EMPEZAR:

Como venías haciendo desde el principio de la semana, cena lo más pronto que puedas y que no haya ningún carbohidrato.

EL DÍA ANTES:

Levántate lo más tarde posible y toma una infusión o un café. Si tienes hambre o un bajón energético, puedes tomar una cucharada de aceite de coco cada tres horas.

Sal a caminar con una botella de agua a la que le hayas añadido un pellizco de sal. Durante la caminata, planifícate una mañana distraída. Una buena idea es continuar paseando y aprovechar para hacer esas llamadas telefónicas que siempre tienes pendientes y para las que nunca encuentras tiempo.

Parece una intervención simple, pero verás que llegarás a la tarde sin ni siquiera darte cuenta, con la sensación de haber hecho algo productivo y la satisfacción de haber hablado también con esos amigos y familiares a los que hacía siglos que deberías haber dado un toque.

Cena un caldo de huesos. Te ayudará a sentirte mejor y a entrar en cetosis.

FASE 2B – OPCIÓN DE SEMIAYUNO

Sabemos que mucha gente se asustará con la propuesta de fase 2 que hemos hecho, por eso hemos creado una versión más suave.

El plan de semiayuno es una estrategia menos contundente que la de ayuno completo, pero que les ha funcionado a muchos de nuestros alumnos.

DOS DÍAS ANTES DE EMPEZAR:

Cena temprano y con pocos carbohidratos.

EL DÍA ANTES:

Levántate, desayuna y hasta permítete algún extra… Procura elegir aquellos alimentos ricos en carbohidratos que más te gustan: frutas, patatas, arroz e incluso algún postre. Come y sáciate. Eso sí, **a partir de las cuatro de la tarde se cerró la veda**.

¡Después de las cuatro no comas nada más!

Esto es sencillo de conseguir porque, si a la hora de la comida has arrasado con todo, a las cuatro no tendrás espacio ni energía para nada más.

Cuando te prohíben algo es cuando más lo desea tu cuerpo. Por eso nos damos un atracón, para quitarnos las ganas durante un buen tiempo y evitar los antojos que se puedan sentir los primeros días de seguir la keto. Además, este atracón te ayudará a mantener un ayuno, ya que cuando te has llenado tanto de comida no te apetece comer hasta el día siguiente.

FASE 3- EL DÍA DE ENTRADA EN CETOSIS

Desayuna de nuevo una infusión o un café y aceite de coco.

Hoy es imprescindible que entrenes. Nuestra sugerencia es que hagas un entrenamiento HIIT porque es corto e intenso, te dará un subidón de energía y aumentará tu metabolismo durante unas cuantas horas mediante el efecto EPOC.[62]

Una buena práctica es hacer entre uno y cuatro protocolos tábata en función de tu nivel (ocho series de un solo ejercicio al máximo durante 20 segundos con 10 segundos de descanso entre series).

Un ejemplo sería:

- ✓ Ocho series de 20 segundos de **sentadillas** (descansando 10 segundos entre serie).
  Un minuto de descanso.
- ✓ Ocho series de 20 segundos de **flexiones** (descansando 10 segundos entre serie).
  Un minuto de descanso.
- ✓ Ocho series de 20 segundos de **plancha** (descansando 10 segundos entre serie).
  Un minuto de descanso.
- ✓ Ocho series de 20 segundos de **burpees** (descansando 10 segundos entre serie).

---

[62] Greer, B. K., O'BRIEN, J. U. L. I. E., Hornbuckle, L. M., & Panton, L. B. (2021). «EPOC comparison between resistance training and high-intensity interval training in aerobically fit women». *International Journal of Exercise Science*, 14(2), 1027.

Pero si los HIIT no te van, también vale un entrenamiento de fuerza o de cardio. Lo importante es que te muevas, actives el metabolismo y elimines todas tus reservas de carbohidratos.

Si durante la mañana sientes hambre, puedes iniciar la dieta keto a la hora de comer. Una buena receta sería lechuga, nueces, salmón y aguacate, todo ello aliñado con aceite de oliva, vinagre de manzana y sal.

Si no te ha entrado hambre durante el día, espérate a la cena para comer.

Sobre la cena, tenemos varios consejos que darte:

1. Cena temprano (máximo a las siete de la tarde) para que vayas a dormir con la digestión hecha.
2. Escoge como primera receta una que te encante. Es todo un placer romper el ayuno con uno de tus platos preferidos…, ¡pero que no tenga carbohidratos!
3. Que sea cuantiosa y nutritiva. Recuerda que vienes de un ayuno y el cuerpo te pedirá energía. Lo último que queremos es quedarnos cortos y que degrades musculatura para compensar.

Te dejamos un ejemplo sencillo:

- Brócoli al vapor aliñado con ajo tostado y especias de entrante.
- Pescado blanco con mayonesa casera de plato principal.
- Un postre keto como yogur de coco casero con nibs de cacao de postre.

Otro consejo es que para ese día tengas complementos preparados, por si no sientes saciedad, como frutos secos o un cuadradito (¡no más!) de chocolate negro (mínimo 85 por ciento). Esto suele ayudar a que tanto la salida del ayuno como el inicio de la dieta cetogénica sean una experiencia supergratificante.

FASE 4 – LOS DÍAS POSTERIORES

El segundo día de la dieta cetogénica también desayunarás un café o té solo, pero sí que comerás al mediodía. Con esto mantendrás un ayuno de 12-16 horas.

Para la cena vuelve a optar por un plato rico en grasas y bajo en carbohidratos, pero no tan extremo como el del primer día.

¡Y ya está!

A partir de entonces, sigue un protocolo de cetosis normal, con un máximo de tres comidas al día, con platos deliciosos y con mucha más energía.

BONUS TRACK. EL PROTOCOLO DE ENTRADA ULTRARRÁPIDA EN CETOSIS

Terminamos este capítulo desvelándote un protocolo único de entrada en cetosis que hemos desarrollado después de mucha investigación y de experimentar con nosotros mismos. Es un protocolo ultrarrápido que te permitirá entrar en cetosis en menos de 24 horas y que es muy útil si no tienes el tiempo necesario para hacer todo este preparativo o si quieres recuperarte después de una comilona. Ya verás que lo mencionamos muchas veces más adelante en el libro. Te avisamos de que es un protocolo avanzado que solo te irá bien si ya has recuperado la flexibilidad metabólica.

Este protocolo requiere del uso de un suplemento que activa una proteína llamada AMPK, cuya función es avisar de que falta energía en la célula y ha llegado el momento de usar nuestras reservas (y activar la cetosis).

Se ha identificado que ciertos fitoterapéuticos son capaces de estimular la AMPK y sumar esfuerzos al contexto que generamos con la dieta keto para que, en tiempo récord, convenzamos a la célula de que empiece a quemar grasa. Es una verdadera pasada.

Los principales fitoterapéuticos que han demostrado tener este efecto son: la quercetina, el resveratrol, la berberina, el té verde y el ácido alfa lipoico. El problema de estos suplementos es que es necesario prepararlos y encapsularlos de la manera adecuada para que sean absorbidos y produzcan el efecto deseado.

En este libro hemos preferido no poner marcas comerciales, pero si tienes interés en el suplemento, nos lo puedes preguntar por RRSS.

El protocolo rápido es el siguiente:

DÍA ANTERIOR A ENTRAR EN CETOSIS

Come *ad libitum* hasta las cinco de la tarde y no cenes.

DÍA DE ENTRADA EN CETOSIS

Puedes desayunar un café o una infusión. Toma 5 ml del suplemento Keto Before 6 a primera hora de la mañana y 5 ml más a media mañana. Mantén el ayuno hasta la cena (consiguiendo un mínimo de 24 horas de ayuno totales) y haz una cena keto.

Así de rápido y así de simple.

Y hasta aquí nuestra propuesta de preparación para la dieta keto, pero queremos hacer una reflexión final: los protocolos están para facilitarnos la vida. Si sientes que cualquiera de las acciones que te proponemos es demasiado complicada, simplemente no la hagas. Lo importante es que inicies la dieta. El resto son solo complementos.

CÓMO SABER SI ESTÁS EN CETOSIS

Ahora que ya has iniciado el protocolo keto, es momento de que descubras cómo saber si lo estás siguiendo bien o no. En el caso de la cetogénica, es muy evidente, ya que **hay un biomarcador concreto que te permitirá saber si has entrado en cetosis: la cantidad de ß-hidroxibutirato en sangre**.

Vamos a detenernos un momento aquí porque esta es una de las características más importantes de la dieta cetogénica. **No hay ninguna otra dieta que te permita saber de manera directa si lo haces bien o mal.** Todas se basan en mediciones secundarias: cantidad de comida, tipo de comida, sensaciones corporales o simplemente mirar si pierdes grasa o no.

Con la cetosis, el resultado es mucho más evidente:

- Si tus cetonas en sangre están por debajo de 0,5 mMol, no estás en cetosis.
- Entre 0,5 y 1,2 mMol, estás en cetosis nutricional.
- Entre 1,2 y 3 mMol, estás en cetosis profunda.
- Entre 3 y 6 mMol, estás en cetosis de ayuno.

Para una persona normal es prácticamente imposible superar estos niveles. Esta situación solo se presenta en diabetes tipo I, a causa de un aumento concomitante de glucosa y cetonas en sangre.

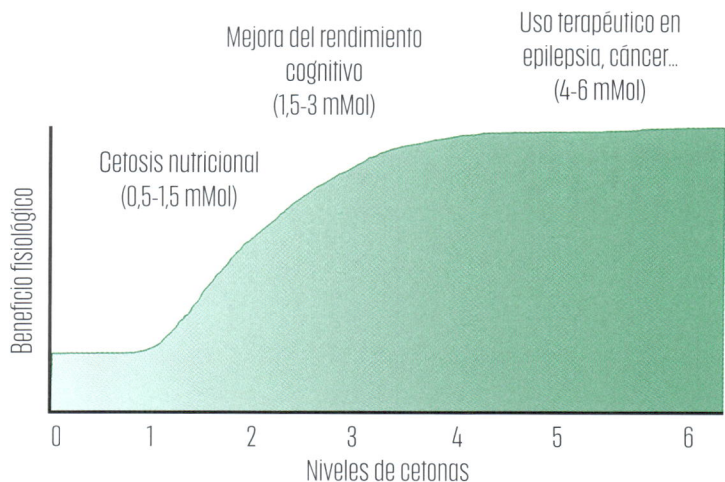

De todas formas, también tenemos que ser realistas. No todo el mundo está dispuesto a comprarse un medidor de cetonas (aunque hoy en día son muy asequibles) ni a pincharse en el dedo para realizar cada medición.

En este capítulo, analizaremos las diferentes maneras de medir cetonas con sus ventajas y desventajas.

AUMENTO DE LA SED, BOCA SECA U ORINAR MUCHO

- **Tipo de medición:** cualitativa.
- **Sensibilidad:** muy baja.

- **Validez:** poco fiable y solo válida para personas poco adaptadas a la cetosis.

Una de las primeras señales de que has entrado en cetosis es que eliminarás mucha agua por la orina. Tu cuerpo necesita cuatro moléculas de agua para estabilizar cada molécula de glucosa que almacena. Por tanto, al desaparecer esta glucosa, expulsará el agua que le sobra. Esta es la causa de la súbita bajada de peso que se experimenta en los primeros días de la dieta cetogénica.

Esta pérdida de agua aumenta la sensación de sed. Sin embargo, la sed es un método muy poco fiable para medir la cetosis. Hay muchas otras razones que te pueden inducir sed que no están relacionadas con la keto. Nuestra recomendación es que utilices este método como una primera señal, pero que lo valides con otros más fiables.

ALIENTO CETÓNICO

- **Tipo de medición:** cualitativa.
- **Sensibilidad:** muy baja.
- **Validez:** solo válida para personas poco adaptadas a la cetosis.

El aliento cetónico se da cuando nuestros niveles de cetonas en sangre aumentan.

Al comenzar con la alimentación cetogénica, nuestro organismo no usa los cuerpos cetónicos de manera eficiente y estos se oxidan, se vuelven inservibles y se eliminan mediante el aliento y la orina. Esta es una de las primeras señales para saber que estás produciendo cuerpos cetónicos y, aunque no es propiamente un procedimiento para medir la cetosis, te dará una información más fidedigna que el método anterior.

El aliento cetónico se puede describir como «afrutado» o incluso «metálico». Es, en definitiva, un «mal olor» que muchas veces resulta desagradable. No desaparece al lavarse los dientes o enjuagar la boca, sino a medida que el cuerpo se va adaptando a los niveles altos de cetonas en sangre y se vuelve más eficiente utilizándolos.

MEDIR CETONAS EN LA ORINA

- **Tipo de medición:** semicuantitativa.
- **Sensibilidad:** media.
- **Validez:** solo válida para personas poco adaptadas a la cetosis.

Una manera un poco más precisa de medir la cetosis es mediante tiras reactivas que calculan la concentración de cetonas en la orina. Estas tiras son económicas, muy fáciles de utilizar y te darán una estimación semicuantitativa de la concentración de cetonas en la orina.

Para usarlas, solo hace falta mojar la parte reactiva de la tira con tu orina, esperar 15 segundos y ver cómo cambia de color.

Decimos que esta medida es semicuantitativa porque la concentración de cetonas en la orina no tiene por qué coincidir con el nivel de cetonas en sangre.

- Si has bebido mucha agua, la concentración de cetonas será más baja.
- El momento del día en el que midas (si es después de una comida o en ayunas) también cambiará la concentración de cetonas.

Para evitar la variabilidad en la medición de cetonas, te recomendamos que lo hagas por la mañana, después de orinar por primera vez y tomar 2 vasos de agua en ayunas.

El problema que presentan las tiras es el mismo que el del aliento cetónico. A medida que tu cuerpo se adapta, es más difícil medir la cetosis en la orina, puesto que tu metabolismo se hará más eficiente «quemando» las cetonas, y los riñones dejarán de eliminar las cetonas oxidadas.

En estas situaciones, no queda más remedio que medir la cetosis en sangre.

MEDIR CETONAS EN SANGRE

- **Tipo de medición:** cuantitativa.
- **Sensibilidad:** muy alta.
- **Validez:** siempre.

Los análisis de sangre son la manera más fiable de medir la cetosis. Para calcular las cetonas en sangre, necesitarás un medidor electrónico y un kit que contenga una lanceta y tiras reactivas. Estos medidores son los mismos que usan los diabéticos para la glucosa en sangre, solo que las tiras reactivas medirán cetonas, en lugar de glucosa.

¡Atención!

Hay muchos medidores en el mercado y nosotros hemos probado varios. La gran mayoría no funcionan demasiado bien (muchas de las tiras fallan) o puede ser muy difícil encontrar recambios. Te recomendamos que busques una casa que tenga una buena trayectoria. Consúltanos por RRSS y te diremos nuestras sugerencias.

MEDIR CETONAS EN ALIENTO DE FORMA CUANTITATIVA

- **Tipo de medición:** cuantitativa.
- **Sensibilidad:** alta.
- **Validez:** casi siempre.

En 2020 aparecieron los primeros medidores de cetonas en aliento. Presentan varias ventajas sobre la medición en sangre, pero también algunos inconvenientes.

Las dos ventajas principales son:

1. No necesitas pincharte en el dedo.
2. Puedes realizar muchas mediciones y no tienes que comprar tiras reactivas.

Sin embargo, existen algunos problemas inherentes al uso de medidores de cetonas en el aliento. El primero y más importante es que en realidad no miden el ß-hidroxibutirato (la cetona que circula por la sangre). En su lugar, miden la acetona, que no deja de ser un subproducto, y utilizan un cálculo estándar para estimar las cetonas en sangre. En general, la acetona es un buen indicador para medir la cetosis, pero hay tres limitaciones:

1. La acetona no es cien por cien específica y hay un error de +/- 15 por ciento.
2. El sensor del medidor de cetona en el aliento puede detectar múltiples sustancias químicas en el aire e interpretarlas como acetona.
3. La gente muy adaptada a la cetosis casi no oxida las cetonas en sangre convirtiéndolas en acetona.

Entre las sustancias que se pueden interpretar como acetona está el alcohol. Esto significa que no puedes beber si vas a usar un medidor de cetonas en el aliento. Otros compuestos que confundirán al medidor son los ésteres volátiles, que provienen, en general, de perfumes o desodorantes, productos de limpieza para el hogar u olores de cocina. Para obtener resultados precisos y consistentes, debes evitarlos.

La mayoría de los medidores requieren una muestra de respiración profunda de unos 10 segundos. La técnica correcta consiste en respirar con normalidad, inhalando a tiempo para comenzar un soplo largo, lento y controlado durante 10 segundos completos.

El medidor de cetonas en aliento no ofrece un cálculo preciso de las cetonas en sangre. Sin embargo, sí es cuantitativo y te puede ser útil si quieres hacer medidas muy continuas. Nuestra recomendación es que si te tomas la dieta keto en serio (que lo suponemos, ya que te estás leyendo este libro), lo mejor que puedes hacer es comprarte un medidor de cetonas en sangre. Te costará alrededor de 50 € y cada tira reactiva, entre 0,5 y 1 € más. No es una cantidad despreciable, pero tampoco está fuera del alcance de la mayoría.

¿CUÁNDO Y CUÁNTO MEDIR LA CETOSIS?

Ahora que ya sabes cómo tienes que medir tus niveles de cetonas en sangre, vamos a ver en qué momentos vale la pena medir y cuándo no. Esto es relevante sobre todo si usas un medidor de sangre. Ya has visto el coste de cada tira.

Medir la cetosis te será útil en varias situaciones:

1. Cuando estés empezando. Al principio, a tu cuerpo le costará entrar en cetosis (puede tardar hasta una semana), y tú también tendrás dudas sobre qué comer y qué no.
2. Cuando cambias algo en tu alimentación y no tienes la seguridad de que sea compatible con la keto. Un caso podría ser que salgas a comer fuera y no sepas qué lleva exactamente el plato que has pedido.
3. Cuando intentas entrar en cetosis en condiciones adversas. Por muy buena que sea tu adaptación a la keto, si estás pasando mucho estrés o durmiendo mal, te será más difícil entrar en cetosis. En estos casos, las mediciones te dirán si tu esfuerzo está dando frutos o no.

En todas estas situaciones es interesante hacer una medición diaria para saber cómo van evolucionando tus niveles de cetonas. Ten en cuenta que los niveles de cetonas en sangre (al igual que cualquier otro biomarcador) fluctúan. En general, por la mañana son más bajos y van subiendo durante el día, hasta llegar a un pico a media tarde, y luego vuelven a bajar. Esto implica que, si quieres comparar un día tras otro, es mejor hacer todas las mediciones a la misma hora.

Otro factor que afecta a los niveles de cetonas es el entrenamiento. Cuando entrenas, suelen disminuir. Esto ocurre, bien porque utilizas más cetonas, bien porque movilizas glucosa, o por ambas situaciones. Este efecto puede durar unas horas. Es recomendable que no midas las cetonas justo después de entrenar, a menos que lo que quieras calcular sea justamente este efecto que hemos mencionado.

Por último, vale la pena mencionar que, si añades el ayuno a la dieta cetogénica, también afectará a tus niveles de cetonas, que subirán por encima de 3 mMol.

De todas formas, nuestra experiencia nos confirma que, a medida que vayas conociendo las sensaciones que se obtienen con la dieta cetogénica, llegará un momento en que no te será necesario medir mucho las cetonas. Puede que sea suficiente con hacerlo nada más que una o dos veces, cuando empieces el protocolo, para asegurarte de que todo va bien.

¿QUÉ TE VA A PASAR CUANDO ENTRES EN CETOSIS?

No te vamos a engañar. Los primeros días que pruebes la dieta cetogénica serán probablemente extraños y hasta puedes sentir incomodidad. Ni tu cuerpo está habituado a usar la grasa como sustrato energético exclusivo ni, en muchos casos, tu aparato digestivo está adaptado a consumir tanta grasa.

Lo dura que sea esta adaptación dependerá de factores genéticos y de tus hábitos previos. Si ya seguías una alimentación sana y moderada en carbohidratos, notarás mucho menos el cambio que si tu dieta habitual era alta en cereales y azúcares.

En general, los problemas suelen desaparecer la primera semana. También hemos visto que algunas personas notan un subidón inicial y es hasta al cabo de unos días cuando experimentan ese bajón. Si este es tu caso, no te preocupes, es normal. Se debe a que los primeros días el cerebro, al percibir que no le llegan carbohidratos, produce adrenalina para movilizar las reservas de glucógeno y cuando esta baja… ¡patachof!

Si has seguido nuestro protocolo de iniciación, es muy probable que no sufras ninguna de estas molestias. ¡Justamente por eso lo hemos diseñado! Pero es importante que las mencionemos para que sepas qué puede pasar y cómo mitigarlas.

EFECTOS SECUNDARIOS QUE TE PUEDES ENCONTRAR AL ENTRAR EN CETOSIS

ALIENTO CON OLOR A CETONAS

Durante los primeros días y hasta que tu cuerpo se adapte al uso de cetonas, puedes tener aliento con olor a acetona. Después, y a medida que tu organismo se vuelva más eficiente aprovechando las cetonas, dejará de pasarte. Para minimizarlo, bebe agua con regularidad e incluso mastica algún chicle sin azúcar si es necesario. Si perdura, puede ser necesario que te suplementes con algún antioxidante durante algún tiempo.

CAMBIOS EN LA FUNCIÓN INTESTINAL O ESTREÑIMIENTO

Este es el principal síntoma que suelen experimentar muchas personas. El cambio brusco en macronutrientes y la falta de líquido hace que durante unos días pueda costarte más ir al baño. Aparte de beber agua, debes observar si tu consumo de fibra es demasiado bajo. Añade algo más de vegetales a tus recetas, y problema resuelto. También ayuda el remedio de la abuela que te indicamos en el siguiente punto.

SENSACIÓN DE EXCESIVA PLENITUD ESTOMACAL

Durante los primeros días, como nuestro cuerpo no está adaptado a fabricar y liberar tanta bilis, a veces un estímulo extra puede ser de gran ayuda. Algo muy simple y efectivo es que inicies el día con la famosa fórmula de la abuela para producir bilis:

> Mezcla una cucharada de aceite de oliva con el zumo de limón que quepa en un vaso de chupito y añade jengibre rallado.

FALTA DE ENERGÍA

Estás haciendo una transición energética y, de forma transitoria, puede que sientas cansancio. La mejor solución es practicar actividad física, porque activará tu metabolismo y te hará ganar atención y energía. Además, liberarás ácido láctico que, como ya te hemos contado, durante los primeros días alimentará a tus neuronas para que no echen de menos el azúcar y estimulará la creación de transportadores, que permitirán que las cetonas crucen la barrera hematoencefálica.

NEBULOSA MENTAL

Este es otro efecto de la falta de energía. El movimiento es, de nuevo, la mejor solución. Además, te proponemos que te rías y te lo pases bien. Quizá este consejo te sorprenda y te parezca tonto de entrada. No lo es. Reírnos mejora la oxigenación cerebral, por lo que tu cerebro será más capaz de producir energía. Además, cuando nos reímos, desconectamos el área cerebral asociada con el control y la toma de decisiones, por lo que, literalmente, le damos un microdescanso a la parte del cerebro que estaba trabajando. Por si fuera poco, al reírnos producimos neurotransmisores como las endorfinas o la oxitocina que nos generan una sensación de bienestar y nos ayudan a superar el bache.

CALAMBRES MUSCULARES

Uno de los efectos más espectaculares que produce la cetosis es que, al reducir drásticamente las reservas de glucosa, también se elimina el agua que se necesitaba para estabilizarla. ¡Esto puede representar hasta dos litros de agua!

En este proceso también se pierden muchos minerales, de modo que en algunos casos entramos en déficit y aparecen los calambres. Para solucionar este problema, toma una bebida isotónica. Aquí te dejamos nuestra fórmula:

> Mezcla 250 ml de agua de mar embotellada con 750 ml de agua mineral. Añade el zumo de medio limón exprimido, que te aportará el extra de potasio que necesitas con solo 2 gramos de carbohidratos.

DOLOR DE CABEZA

Este es un síntoma habitual también asociado a la pérdida de líquido y minerales y al síndrome de abstinencia de los carbohidratos (sí, el azúcar es adictivo). De nuevo, la mejor solución es hidratarse y tener una buena ingesta de minerales.

INSOMNIO O PROBLEMAS DE SUEÑO

Aunque parezca paradójico, el cerebro necesita mucha energía para relajarse y dormirse. Un síntoma típico de la falta de energía cerebral es cuando tu cerebro piensa muchas cosas a la vez, sin concentrarse en nada. En la dieta cetogénica, mientras las neuronas se adaptan al consumo de cetonas, pueden presentarse estas dificultades para conciliar el sueño. Un buen antídoto es dar un paseo suave después de cenar y tomar una cucharada de aceite de coco antes de ir a dormir.

SENSACIÓN DE TAQUICARDIAS

Para movilizar las reservas de azúcar, el cerebro produce adrenalina. Por ello, si le falta glucosa, a veces puedes percibir una sensación de aceleración cardíaca. Se trata de una sensación pasajera. Respira hondo, haz ejercicio aeróbico y asegúrate de tener una buena hidratación y con suficientes electrolitos.

APETENCIA FEROZ POR EL DULCE

Sí, como era previsible, puede pasar que tu cuerpo te pida dulce. No te podemos ayudar mucho con este síntoma. Sé fuerte y recuerda por qué estás haciendo este esfuerzo. En unos días pasará.

Y un último consejo: no caigas en el error de empezar la dieta y quedarte en casa todo el tiempo para evitar tentaciones. Al revés, sal, ve al cine, a una exposición, haz todo el deporte al aire libre que puedas. Quedarte en casa te hará caer en dos autotrampas:

1. **Controlar hasta descontrolarte.** No voy a comer un dulce, no voy a comer un dulce, NO VOY A COMER UN DULCE, y ¡zas!, te abalanzas sobre los dulces. ¿Te suena? Controlar requiere mucha energía y paradójicamente aumenta las ganas de aquello que te estás prohibiendo. Vivir con naturalidad la entrada en cetosis es muchísimo más llevadero.
2. **Aplazar lo temido.** Esta trampa se basa en la lógica de que, si evitas las tentaciones, todo te será más fácil. Pero en algún momento tendrás que salir ahí fuera y enseñar al mundo que tú ahora no comes carbohidratos. Cuanto antes lo hagas, mejor.

Ahora ya tenemos los remedios básicos para evitar la mayoría de las sensaciones desagradables de la entrada en cetosis. Pero hay un efecto secundario especialmente desagradable que además genera mucha alarma a quienes lo padecen: la keto flu. De ella te hablamos en el siguiente capítulo.

Pero antes de que te desanimes con tantos problemas queremos recalcar que todos desaparecen a los pocos días y a partir de entonces la sensaciones son muy placenteras.

DURANTE LAS TRES PRIMERAS SEMANAS

Durante las tres primeras semanas el cuerpo ya se ha adaptado al cambio metabólico y empiezas a notar los beneficios de la dieta cetogénica. Tu nivel energético es alto y estable, ya no necesitas tanto el dulce y, en general, tienes menos hambre, duermes mejor y, en algunos casos, desaparecen dolores que te han acompañado desde hace años.

Estos cambios se deben a que tu cerebro comienza a ser eficiente consumiendo cuerpos cetónicos y al contexto antiinflamatorio que genera la cetosis. La distribución energética corporal sigue un orden jerárquico. El primer órgano que recibe energía es el cerebro y el segundo, el sistema inmunitario. Una vez que estos sistemas estén completamente alimentados, destinamos la energía al resto de los tejidos. Cuando tu cuerpo está inflamado, el sistema inmune consume muchísima energía, y cuando la inflamación disminuye el excedente de energía se usa para, por ejemplo, regenerar los tejidos, desintoxicar mejor o recuperar el aparato digestivo.

Eso sí, si haces deporte, puede que durante estas tres semanas tu rendimiento deportivo baje. Para que tu musculatura se adapte a usar las grasas como sustrato es necesario que aumenten la densidad mitocondrial, la vascularización e, incluso, el tipo de fibra muscular. Esta adaptación es lenta y puede tardar varias semanas (y hasta meses) en completarse.

A PARTIR DE UN MES

Tu cuerpo está bien adaptado para consumir grasa y usarla como combustible. Lo que antes era un cambio de hábito ahora tu cuerpo lo entiende como normal.

Hemos visto casos en que, aunque fisiológicamente la keto es más fácil de llevar, no lo es a nivel psicológico. De golpe, los dulces empiezan a apetecerte de nuevo, incluso sueñas con ellos.

Hay varias causas que pueden generar esta sensación:

- Ha subido tu nivel de estrés.
- Estás sobreentrenando.
- Has tenido más eventos sociales de lo habitual.
- Simplemente, ya has cumplido tu objetivo y tu cuerpo te lo está indicando.

Una estrategia a la que podemos recurrir en estos momentos es planificar unos días en los que te saltes la keto para relajarte mentalmente. De esto hablaremos en el próximo capítulo. Si ya has cumplido tu objetivo, no tienes que seguir con esta dieta hasta la eternidad. Puedes mantener todos sus beneficios siendo flexible y actuando con coherencia. También trataremos esto más adelante.

LA KETO FLU

Quizá el efecto secundario más conocido y más molesto cuando se inicia la dieta cetogénica sea lo que comúnmente se conoce como keto flu o gripe cetogénica y por eso hemos decidido dedicarle un capítulo entero. Se trata del conjunto de síntomas que suelen aparecer en torno al tercer o cuarto día del inicio de la dieta keto y que generan una sensación parecida a la gripe.

Los síntomas principales son:

- sensación de gripe
- fatiga
- dolor de cabeza
- irritabilidad
- dificultad para concentrarte («nebulosa mental»)
- falta de motivación
- mareos
- antojos de azúcar
- náuseas
- calambres musculares

Como ves, esta situación engloba muchos de los síntomas de los que hemos hablado en el capítulo anterior. Para que te resulte fácil identificarla, su característica principal es esa sensación de gripe de la que deriva su nombre. Dado que es el efecto secundario más habitual y conocido, y puesto que la forma de abordarlo suele ser incompleta, vamos a detenernos aquí algo más que en el resto de los efectos para que lo entiendas y lo puedas solucionar.

EXPLICACIONES CLÁSICAS DE LA KETO FLU

De entre todas las explicaciones típicas que se le quieren dar a este conjunto de síntomas, podemos destacar tres razones para la aparición de la gripe cetogénica.

1. DIFICULTAD EN LA TRANSICIÓN DEL USO DE LA GLUCOSA A GRASA

Como venimos argumentando, si durante muchos años has comido cinco veces al día con presencia de carbohidratos en cada una de las comidas, tu metabolismo se ha adaptado a usar siempre carbohidratos para obtener energía. Es normal, entonces, que **a tu organismo le cueste pivotar hacia un metabolismo basado en el consumo de grasa** y en la fabricación de cuerpos cetónicos. Es lo que se conoce como *glucose hysteresis* (histéresis de glucosa) o memoria celular.[63]

---

[63] Ghttps://www.frontiersin.org/articles/10.3389/fendo.2018.00232/full

Es en esta transición donde aparecen los síntomas de la keto flu o gripe cetogénica. Esta hipótesis podría explicar los **síntomas de debilidad, fatiga o nebulosa mental** característicos.

Pero entonces… ¿por qué aparecen los calambres o las náuseas?

2. REDUCCIÓN DE LA INGESTA DE ELECTROLITOS Y UNA DIETA DIURÉTICA

Como ya has aprendido, es habitual que durante una dieta cetogénica, al consumir muchos menos productos procesados, reduzcamos el consumo de sodio (Na). A su vez, la disminución de insulina estimula a los riñones para que liberen agua y electrolitos vitales como el sodio (Na) y el potasio (K).

Esta vía molecular es lo que hace que la keto sea de naturaleza diurética. Es decir, **la caída repentina de la insulina provoca que los riñones liberen agua y electrolitos** a través del aumento de la producción de orina. Esta segunda hipótesis encajaría sobre todo con los **síntomas de calambres, mareos y dolor de cabeza**, pero no tanto con la nebulosa mental y la debilidad.

3. LA FALTA DE VITAMINA B5

La literatura científica cree que es casi imposible tener una deficiencia de vitamina B5, pero en los estudios donde la provocan, se generan unos síntomas muy parecidos a la keto flu o gripe cetogénica. Aquí es donde viene el momento «eureka»: **cuando se utilizan las grasas como combustible se multiplica el consumo de la B5**, al ser necesaria para la fabricación de cetonas. Por esta razón, se especula con que las sensaciones como las de la keto flu tardía (a las dos o tres semanas de empezar la dieta) pueden tener que ver con deficiencias de esta vitamina, sobre todo si la ingesta de alcohol es elevada (el alcohol impide la absorción de esta vitamina).

Este factor nos lleva de nuevo a los **síntomas de fatiga y nebulosa mental**.

Como has podido comprobar, estas tres explicaciones no abarcan todos los síntomas y, sobre todo, no terminan de esclarecer el porqué de la sensación gripal. Nuestra experiencia nos dice que hay algo más…

¿POR QUÉ ESTAS EXPLICACIONES ESTÁN INCOMPLETAS?

Durante muchos años hemos asumido que la combinación de estos tres efectos es la explicación de la keto flu. Por ello, las recomendaciones básicas para solucionarlos están encaminadas a:

1. Consumir minerales y vitamina B.
2. Espaciar las comidas y realizar actividad física para acelerar la transición hacia el uso de la grasa como sustrato energético.

La realidad es que, a pesar de que algunas personas mejoran con estas intervenciones, muchas otras no.

Además, **hay dos evidencias que confirman que existen otros mecanismos asociados a la gripe**:

1. El primero parece muy evidente, pero nadie lo resalta: realmente **los síntomas son muy similares a los de un resfriado**. La explicación más lógica sería que, en efecto, el sistema inmune se active, pero ninguna de las tres hipótesis contempla esta activación.
2. Si la keto flu o gripe cetogénica ocurriera solo por las tres hipótesis mencionadas, **debería aparecer de igual manera cuando realizamos un ayuno prolongado, pero no es así**. Durante el ayuno prolongado se requiere la transición metabólica hacia el uso de cuerpos cetónicos, se eliminan líquidos y no se ingieren nutrientes, por lo que también deberían manifestarse estas

molestias. Sin embargo, es muy raro observar la aparición de la keto flu al ayunar.

Por tanto, **podemos afirmar que durante todos estos años hemos dado un relato incompleto de las causas de la gripe keto**.

EL ESLABÓN PERDIDO DE LA GRIPE CETOGÉNICA: LA ENDOTOXEMIA

Esta palabreja técnica apunta a ser la causa principal de la gripe keto. Para entender la endotoxemia y su relación con la keto flu, vamos a recuperar algunos conceptos básicos.

NUESTRO APARATO DIGESTIVO ESTÁ PLAGADO DE BACTERIAS

Estas bacterias viven, en general, en simbiosis con nosotros y son indispensables para múltiples funciones corporales, siempre y cuando se mantengan en el lumen intestinal. Presentan en sus membranas unas sustancias por las que el sistema inmunitario las reconoce. Las más relevantes son las que están presentes en las bacterias gramnegativas: **los lipopolisacáridos**. Cada uno de estos lipopolisacáridos está compuesto por una fracción lipídica, y a este componente lipídico se lo conoce como **endotoxina**.

La endotoxina es la responsable de activar la respuesta inmunitaria en un sujeto afectado por bacterias. Es decir, genera activación inmune y malestar. Cuando ocurre una entrada de estos lipopolisacáridos desde el lumen intestinal al interior de nuestro cuerpo, el sistema inmune se activa. Este proceso es conocido como endotoxemia.

A pesar de que la endotoxemia te pueda sonar a algo muy grave, **en realidad es un proceso común que, de hecho, explica por qué** después de cada comida aparece en toda la población una ligera activación inmunitaria.

Sí, hasta ahora, todo es muy técnico, pero nos gustaría que te quedes con este mensaje:

Los lipopolisacáridos son endotoxinas que estimulan la respuesta del sistema inmune y generan malestar.

Los lipopolisacáridos usan como vehículo de entrada al cuerpo los alimentos que ingerimos, con especial protagonismo de las grasas. Las grasas aumentan la entrada de lipopolisacáridos y, por tanto, potencian una respuesta inmunitaria durante las cinco horas posteriores a la comida.[64,65]

¿QUÉ OCURRE EN LA DIETA CETOGÉNICA?

Cuando se produce el aumento brusco del consumo de grasas para poder entrar en cetosis, **las personas que tienen una dificultad para controlar la entrada de endotoxinas en el intestino sufren al inicio una entrada de residuos bacterianos, que activan el sistema inmune y generan la sensación de estar como «griposos»**. De hecho, una de las grasas que más estimula la endotoxemia es la grasa de coco,[66] recomendadísima en la dieta keto.

Es decir, al final sí que podemos hablar de «gripe», porque estamos ante los mismos síntomas, provocados, igual que en el resfriado, por

---

[64] Harte, A. L., Varma, M. C., Tripathi, G., McGee, K. C., Al-Daghri, N. M., Al-Attas, O. S., Sabico, S., O'Hare, J. P., Ceriello, A., Saravanan, P., Kumar, S., & McTernan, P. G. (2012). High fat intake leads to acute postprandial exposure to circulating endotoxin in type 2 diabetic subjects. *Diabetes care*, 35(2), 375–382. https://doi.org/10.2337/dc11-1593

[65] KGuerville, M., & Boudry, G. (2016). Gastrointestinal and hepatic mechanisms limiting entry and dissemination of lipopolysaccharide into the systemic circulation. *American journal of physiology. Gastrointestinal and liver physiology*, 311(1), G1–G15. https://doi.org/10.1152/ajpgi.00098.2016

[66] Mani, V., Hollis, J. H., & Gabler, N. K. (2013). Dietary oil composition differentially modulates intestinal endotoxin transport and postprandial endotoxemia. *Nutrition & metabolism*, 10(1), 6. https://doi.org/10.1186/1743-7075-10-6

la activación inmunitaria. Y sí, imaginamos que se te está llenando la cabeza de preguntas del tipo:

- ¿No me habíais contado que la dieta cetogénica era antiinflamatoria?
- ¿No iba a reducir la actividad de mi sistema inmune estando en cetosis?

Las respuestas son Sí y Sí.

¿CÓMO EVITAR LA GRIPE CETOGÉNICA?

La dieta keto es antiinflamatoria y regula la actividad del sistema inmunitario, pero faltan unos datos para cerrar el círculo y entender en su totalidad la gripe cetogénica.

El cuerpo tiene mecanismos de protección para controlar la endotoxemia:

1. La liberación de fosfatasa alcalina, que degrada los lipopolisacáridos y para la que se requiere de una buena acidez estomacal.
2. Una buena integridad de la capa mucosa, que funciona como una red que impide la llegada del lipopolisacárido al epitelio y que sea absorbido.
3. Una buena salud de las uniones entre células, que impiden que los lipopolisacáridos penetren por la vía transcelular.
4. El control del sobrecrecimiento bacteriano en el intestino delgado, que implicaría una exposición mucho más alta a estos marcadores bacterianos en una región más sensible y menos preparada para contener la entrada de LPS.

La comprensión de los mecanismos de contención de la endotoxemia nos explica, por fin, por qué algunas personas sufren la keto flu o gripe cetogénica mientras que otras no experimentan ningún efecto.

Todo depende de lo saludables que estén tus mecanismos de control de la endotoxemia.

Aquí van unas recomendaciones para ayudarte a prevenir la gripe:

PRACTICA EL AYUNO INTERMITENTE

Si una parte importante de la endotoxemia ocurre por la incorporación de los LPS a la comida como vehículo para su absorción, **el mero hecho de comer menos veces disminuye la endotoxemia**. Así que ya tienes otra razón más para combinar estas dos estrategias complementarias: keto y ayuno. El cuerpo será mucho más capaz de regularla.

CUIDA O RECUPERA TU ACIDEZ ESTOMACAL

Consumir irritantes de la mucosa gástrica o antiácidos daña el estómago e impide que puedas producir la cantidad adecuada de bicarbonato y fosfatasa alcalina, que te protegen de la endotoxemia.

En caso de problemas digestivos agudos, algo de ardor o hinchazón estomacal, suele venir bien tomar una cucharada de vinagre de manzana antes de cada comida. Si con esto no mejoras, ya sería cuestión de visitar a un psiconeuroinmunólogo.

ANALIZA SI TIENES SIBO

El sobrecrecimiento de bacterias en el intestino delgado nos expone a una cantidad de bacterias demasiado alta en un lugar donde el cuerpo no está tan preparado para contener la endotoxemia. Por ello, se considera un factor determinante a la hora de sufrir la keto flu.

Los síntomas principales de SIBO son mucha hinchazón a los 90 o 100 minutos de la comida y alteraciones en la evacuación.

EVITA ALIMENTOS QUE AUMENTEN LA PERMEABILIDAD INTESTINAL

Cuando aumenta la permeabilidad intestinal, también lo hace el paso de LPS, así que evita productos procesados (aunque tengan la etiqueta keto) y proteínas que incrementen la permeabilidad, como la gliadina del trigo o la caseína de los lácteos.

Todo lo que te hemos contado en estos dos últimos capítulos es un poco desalentador. ¡Solo nos hemos fijado en los problemas y hay muchos!

Sin embargo, ten en cuenta que la mayoría de las personas a las que hemos ayudado no sufren todos estos síntomas y las que sienten alguno no es por mucho tiempo. Además, con todos los trucos que te hemos dado seguro que superas cualquier bache fácilmente.

Ahora es momento de que empecemos a hablar de las bondades de esta intervención tan potente.

CÓMO ADAPTAR LA KETO A TU VIDA

En este capítulo vamos a entrar en un nivel avanzado. Primero, te presentaremos técnicas para que saques el máximo provecho de la keto y la integres definitivamente en tu vida. Luego, te daremos algunos trucos para evitar el desánimo o el agotamiento que esta intervención tan restrictiva causa a veces y terminaremos hablando de cómo puedes incorporar esta alimentación a largo plazo en tu vida.

TÁCTICAS PARA SACAR EL MÁXIMO PROVECHO DE LA KETO

Seguramente ya te habrás dado cuenta de que la dieta keto es una intervención ON/OFF. Es decir, o estás en cetosis o no lo estás, no hay punto intermedio. Cuando te encuentras en cetosis, todo es maravilloso: tienes energía, no sientes hambre y pierdes peso… Pero si sigues una dieta keto y no consigues entrar en cetosis es un drama: te encuentras débil, tienes mucha hambre y hasta puede que engordes.

Hay muchos factores que pueden dificultarte entrar en cetosis. Hemos mencionado en varias ocasiones ya el estrés y dormir poco, pero otro factor muy común es comer demasiados carbohidratos sin darte cuenta. Esto es más fácil de lo que piensas, ya que muchos de los «alimentos permitidos» en la dieta keto continúan teniendo algo de carbohidratos y, si comes mucha cantidad, te harán salir de la cetosis. Un ejemplo son los frutos secos, que, además, por su alta densidad energética complicarán la restricción calórica. Por eso es importante contar con unas cuantas herramientas para generar un estímulo metabólico extra que te asegure que entras en cetosis. Vamos a repasarlas.

EL AYUNO INTERMITENTE

El ayuno intermitente es un patrón de alimentación en el que se ayuna durante un periodo de tiempo de entre 12 y 18 horas, seguido de una alimentación *ad libitum* (según apetito).

Teniendo en cuenta que la cetosis es el estado metabólico que se induce cuando ayunamos, es evidente que la mejor estrategia para acompañar la dieta cetogénica es el ayuno.

El principal problema del ayuno es justamente… ¡que no comemos! Ya te imaginarás que esto es muy desagradable e insostenible en el tiempo. Aparte de los problemas agudos que supone no comer, también se producen cambios metabólicos que no nos interesan: en particular, al ser la restricción calórica máxima, se inducirá una respuesta epigénetica en la que se activarán genes de ahorro energético y de almacenamiento. El resultado final es que tu metabolismo bajará, sentirás cansancio y falta de energía y, cuando vuelvas a comer, engordarás a lo grande.

No obstante, esto no sucede en los ayunos en un contexto cetogénico. Al tener una alta disponibilidad energética en forma de cuerpos cetónicos, no sentirás hambre, tu metabolismo no estará al ralentí ni activará los genes de ahorro y podrás sacar el máximo provecho de esta intervención sin ninguna de sus contraindicaciones.

Por otro lado, restringir la ingesta de calorías te ayudará a evitar pasarte con los carbohidratos de dos maneras:

1. Al restringir la ventana de ingesta, te será más difícil pasarte.
2. Todas las horas que estés sin comer, tu cuerpo gastará cualquier excedente de carbohidratos que hayas acumulado.

La combinación de dieta cetogénica y ayuno intermitente es una solución ganadora.

ACTIVIDAD FÍSICA INTENSA

La actividad física es indispensable para tener salud en general, pero aún lo es más, si cabe, cuando realizas keto, porque es la mejor manera de quemar cualquier carbohidrato extra que consumas. Solo para que te hagas una idea de lo potente que puede ser esta intervención, ¡en el ciclismo es habitual entrar en cetosis consumiendo 200 gramos de carbohidratos al día! Claro que los ciclistas están seis horas al día encima de la bicicleta.

Sin tener que llegar a estos extremos, tú también puedes aprovechar este hack biológico.

Pero los beneficios del ejercicio no se limitan a consumir más calorías. La actividad física intensa favorece la acción de la proteína AMPK en los músculos. Esta proteína no solo estimula el uso de las grasas como combustible, sino que también aumenta los transportadores de glucosa en la musculatura, garantizando que, si hay un excedente de carbohidratos, estos vayan directamente al músculo, donde se almacenarán y no nos harán salir de cetosis.

Por cierto, otro truco que puedes implementar con la actividad física es empezar el día practicando 30 segundos de actividad física de alta intensidad. Esta es una señal muy clara para que tu cerebro sepa que hay que ponerse en marcha y active el metabolismo. Observarás, además, que ejerce un efecto espectacular sobre tu estado anímico y niveles energéticos.

Estas son las dos principales intervenciones que te asegurarán el éxito, pero tenemos un par más en nuestro arsenal que también te pueden ser útiles.

EXPONTE A LUZ INTENSA CUANDO TE LEVANTES

Tu retina contiene unos fotorreceptores llamados melanopsinas que solo se activan con una luz de intensidad parecida a la de la luz solar (diez veces superior a la de las luces de interior). Estos receptores dan la señal de que empieza el día y estimulan la activación del metabolismo y la regulación del ritmo circadiano.

Te sugerimos que, cuando te levantes, salgas al aire libre o te sitúes cerca de una ventana por la que entre mucha claridad (por ejemplo, mientras te tomas un café) o, en su defecto, te compres unas bombillas que simulen la intensidad de la luz solar y las pongas en la habitación donde sueles desayunar.

Los efectos de esta sencilla intervención son extremadamente potentes: tu metabolismo estará más activo, tendrás más energía, te encontrarás de mejor humor y hasta dormirás mejor. Pocas veces conseguirás tanto con tan poco esfuerzo.

ACABA LA DUCHA CON AGUA FRÍA

Esta es una recomendación que requiere motivación. Sabemos que aplicar esta intervención es difícil, pero te darás cuenta de que, en muy pocos días, no te costará nada.

Ducharse con agua fría aclara la mente, te prepara para el día, te pone de muy buen humor, predispone al cuerpo para que genere calor y lo induce a quemar más calorías. Pero probablemente el mejor beneficio de las duchas frías es que estimulan un tipo de grasa muy particular: la grasa marrón. Hasta hace poco se pensaba que esta grasa solo estaba presente en los niños pequeños, pero ahora sabemos que, con los estímulos adecuados, los adultos también pueden desarrollarla.

La grasa marrón ayuda a controlar el peso y a mantener la temperatura corporal y tiene un efecto antiinflamatorio.

La dosis óptima de exposición al agua fría es de tres minutos, pero no hace falta que estés tanto tiempo. Con que te remojes durante unos segundos, ya empezarás a beneficiarte. De hecho, los últimos estudios muestran que una acumulación de once minutos de agua fría a la semana ya produce efectos significativos.

MEDITA

El efecto normalizador de la meditación sobre el estado anímico y el estrés está sobradamente demostrado, y recuerda que el estrés y la dieta cetogénica son incompatibles.

En momentos de peligro, el cerebro prefiere glucosa y te la pedirá. Además, durante los procesos de estrés, el sistema inmune demanda también azúcar y hace subir los niveles de insulina en sangre, que dificultarán que quememos grasa.

Meditar solo te tomará diez minutos. Hay multitud de meditaciones gratuitas en internet. Búscalas en Spotify, YouTube o hasta puedes descargarte una app de meditación. Si entiendes el inglés, nuestra favorita es «Waking Up», de Sam Harris, o «Calm», que está en español.

Finalizamos esta sección avisándote de que no te obsesiones con estas herramientas que te proponemos. Incorpora a tu vida las que te sean más fáciles y mantén en la recámara las otras para situaciones en que las necesites. Recuerda que todas ellas conducen a un mismo fin: **que te sea fácil seguir la dieta cetogénica.**

TRUCOS PARA EVITAR EL AGOTAMIENTO

Hay muchos factores que hacen que la dieta cetogénica sea un poco difícil y que pueden generar agotamiento al diluirse la emoción inicial de probar algo nuevo.

A continuación, vamos a repasar algunas de estas fuentes de agotamiento y ver cómo las podemos evitar.

LA COCINA

Bien sea porque no estamos acostumbrados a cocinar con los ingredientes de la keto, bien porque no tenemos tiempo para ello, la cocina es uno de los aspectos que más contribuye al abandono de esta dieta.

Existen varias maneras de evitar la frustración.

1. COCINA PARA MUCHOS DÍAS

Se tarda lo mismo en hervir un brócoli que cuatro o en cocer un huevo que doce. Minimizar el tiempo que destinas a cocinar te ayudará a no tener ningún desliz el día que vayas con prisas. Llegar a casa y saber que la comida está hecha es todo un gusto. Esto se aplica también a las ensaladas: cuando limpies una lechuga, aprovecha y límpiala entera. Así, durante la semana, preparar una ensalada solo será cuestión de poner la lechuga en el plato, abrir un aguacate y trocear un pepino.

2. USA LAS OLLAS DE COCCIÓN LENTA

Las ollas de cocción lenta son ideales para gente con poco tiempo. El procedimiento es el siguiente: elige lo que quieres cocinar, enciende la olla, añade los ingredientes y vete a trabajar. Cuando vuelvas, tendrás la cena lista y la casa con un olor que abre el apetito. La única pega que hemos encontrado es que, como se cocina a lo largo del día y va soltando aroma, al llegar a casa se nos abre el apetito inmediatamente.

3. USA LA MATRIZ KETO PARA TENER RECETAS INFINITAS

Una de las limitaciones más usuales de la dieta keto es sentirte sin ideas sobre qué cocinar. En este libro incluimos para ti nuestras recetas estrella, pero llegará un momento en que querrás innovar un poco. Compartimos contigo una herramienta diseñada por el doctor Robb Wolf, un referente en el mundo keto:

a. Elige entre tres y diez ingredientes de cada una de las siguientes categorías de alimentos aptos para la keto: proteínas, grasas, vegetales y especias.
b. Quédate con un ingrediente de cada columna, como por ejemplo, cordero, aguacate, coles de Bruselas y pimienta negra.
c. ¡Ya tienes tu plato, así de simple! Por supuesto, a partir de esta toma de decisiones inicial, puedes añadir sal o pimienta o alguna otra especia si quieres. También puedes tomar más de un vegetal, como por ejemplo, acelgas y espinacas.

PROTEÍNAS	GRASAS	VEGETALES	ESPECIAS
Cordero	Aceite de oliva	Acelgas	Pimienta
Ternera	Aguacate	Coles de bruselas	Ajo
Lenguado	Aceite de coco	Espinacas	Curry
Atún	Ghee	Brócoli	Romero
Pollo	Mantequilla	Lechuga	Hierbas provenzales

COMER FUERA DE CASA

Otro de los grandes problemas de la dieta cetogénica es que te será difícil compaginarla con comidas sociales, que acostumbran a ser muy ricas en carbohidratos. Aquí te damos tres propuestas para abordar esta dificultad:

ESCOGE LA OPCIÓN DE ENSALADA Y CARNE O PESCADO

Si vas a un restaurante, es bastante fácil disfrutar de una comida keto a base de ensalada y proteína. Solo tendrás que pedir que no te sirvan los complementos altos en carbohidratos y renunciar a los postres.

APROVECHA LA OPORTUNIDAD PARA CONTAR TU HISTORIA

Muchas veces puedes solucionar la incomodidad social si cuentas lo que estás haciendo. Si lo expresas bien (hablando de tu experiencia y sin juzgar a los otros), generarás interés y hasta puede que ofrezcas un buen tema de conversación. Aquí, lo más importante es ponerle mucho humor.

SÁLTATE LA KETO

Esta es la solución más fácil para no destacar o cuando no hay otra alternativa. No te mortifiques, saltarte una comida no es ningún problema… si solo es una comida, claro. Si tienes el cuerpo bien adaptado, únicamente necesitarás unas horas de ayuno para volver a entrar en cetosis. Esto solo lo puedes hacer si estos saltos son esporádicos (una vez cada dos semanas). Si te saltas la keto varias veces en una sola semana, considera dejarla durante unos días y volver cuando las condiciones sean más propicias.

Y este último punto nos lleva a uno de nuestros descubrimientos más importantes sobre la dieta keto.

LOS DÍAS OASIS

A algunas personas tener tantas restricciones alimenticias les ocupa demasiado espacio mental. Se pasan el día pensando en todo lo que no pueden comer (el pan, la pasta, los pasteles, la fruta, la patata) y sufren.

Plantearse la dieta keto con esta mentalidad es un auténtico desastre. Todo lo bueno que consigas quedará eclipsado por el mal humor que arrastrarás, además del boicot psicológico al que te sometes. Esto no le ocurre a todo el mundo. Hay personas que cuando hacen keto se olvidan de los carbohidratos y no necesitan parones. Si eres de estas últimas, felicidades, sáltate esta sección.

Si eres del primer grupo, sin embargo, no todo está perdido. Puedes evitar caer en el desasosiego si programas los momentos en que te vas a saltar la dieta. Sí, lo has leído bien: lo mejor para seguir la dieta puede ser saltársela de vez en cuando. Es decir, tener días en que te olvides de la dieta te permitirá retomarla con más fuerza.

Fíjate que no es lo mismo pensar «no comeré carbohidratos» que «no comeré carbohidratos durante trece días» (hasta el siguiente día oasis). Si tu fuerza de voluntad flaquea, esta puede ser una buena estrategia. Pero, eso sí, debes hacerlo de una manera planificada y controlada si no quieres que se vuelva en tu contra.

Para que un día oasis no boicotee la dieta ha de cumplir siete normas.

1. TIENE QUE ESTAR FIJADO EN TU CALENDARIO

No vale hacer un día oasis cuando te apetezca, debes planificarlo y espaciarlo lo máximo posible. Si no puedes aguantar, haz uno a la semana, pero mejor si es uno al mes. Aprovecha los compromisos sociales y hazlos coincidir con los días oasis, así te ahorrarás tener que pedir un menú diferente al del resto.

2. TIENE QUE SER UN DÍA ENTERO

No vale hacer una comida ni medio día. El objetivo de los días oasis es eliminar la ansiedad, y para eso necesitas dedicarle unas cuantas horas. Piensa además que el reseteo metabólico para volver a entrar en cetosis lo harás aprovechando las horas de ayuno de la noche, así que ¡disfruta de tu día de fiesta!

3. PREPARA TU CUERPO PARA EL IMPACTO QUE VAS A SUFRIR

Ya hemos hablado anteriormente sobre la insulina. Cuando tu sistema digestivo detecta que estás comiendo carbohidratos, empieza a segregar esta hormona, que va a inducir que extraigas la energía de los carbohidratos y no de la grasa, pero también va a dirigir el excedente de energía hacia el tejido adiposo, donde se convertirá en grasa. Queremos evitar a toda costa este segundo efecto, y esto se consigue reduciendo el «pico» de insulina que vas a sufrir. La manera de hacerlo es desayunando una buena porción de fibra y de proteína. Por ejemplo, puedes comer una tortilla de espinacas que enlentecerá la absorción de los carbohidratos y, por ende, el pico de insulina. Una buena taza de café también te ayudará, ya que la cafeína activa el metabolismo de las grasas.

4. REALIZA UN ENTRENAMIENTO HIIT

Los HIIT son entrenamientos a intervalos de alta intensidad, la manera más eficaz de quemar grasa mediante el ejercicio. Fíjate que una sesión de 15 minutos de HIIT ¡quema más grasa que salir una hora a correr! Te recomendamos que hagas un HIIT de 15 minutos nada más levantarte para activar el metabolismo. Si quieres ser superpro, puedes añadir dos minutos de actividad física intensa antes de comer. De esta manera, una parte de los carbohidratos que ingieres irá al músculo en lugar de al hígado para convertirse en grasa.

5. ES UN DÍA DE EXCESOS

No vale hacer un día oasis a medias. Si te vas a saltar la dieta, hazlo a lo grande: come lo que necesites para saciar tu ansiedad. De esta manera, te aseguras de quitarte todas las ganas para, como mínimo, una semana entera. Con toda probabilidad, si lo haces bien, llegarás a perderle el gusto a esa comida que tanto deseabas. Los postres que extrañas te parecerán muy dulces, y al final te darás cuenta de que no los echas de menos tanto ni tienen el sabor que recordabas. De esta manera, al mismo tiempo que te quitas los antojos, también dejarás de sentirlos.

6. DESPUÉS DEL DÍA OASIS TOCA UN AYUNO

Para recuperarte de los excesos del día oasis necesitas hacer un ayuno, cuanto más largo, mejor. Te recomendamos uno de 24 horas, pero si esto es demasiado, haz al menos 16 horas. Puedes seguir el protocolo de entrada rápida en cetosis que te hemos contado anteriormente.

7. OBSERVA LAS SENSACIONES QUE TIENES CUANDO DEJAS LA DIETA Y VUELVES A ELLA

Una vez que has decidido saltarte la keto es importante que observes las sensaciones que tienes cuando estás en cetosis y cuando sales de ella. Estamos seguros de que, con el tiempo, verás que el placer de comerte un dulce no compensa la pérdida de claridad mental y falta de energía.

Ahora sí que ya tienes todas las herramientas avanzadas para abordar cualquier situación que ponga en peligro tu estrategia keto.

Vamos a entrar en la fase final de este capítulo, donde te contaremos algunos de nuestros protocolos favoritos.

PROTOCOLOS A LARGO PLAZO

Mucha gente llega a la dieta keto con el objetivo de perder unos cuantos kilos de grasa. Al cabo de uno o dos meses, si la han seguido bien, seguramente ya ven los resultados. Pero entonces es cuando muchos se dan cuenta de que esta no es una intervención para hacer solo una vez y luego olvidarse, sino que es una herramienta increíble para mejorar nuestra salud a largo plazo y también, no lo neguemos, para regular el peso después de periodos de exceso.

Es en ese momento cuando toca plantearse de qué manera queremos seguir con esta dieta. Algunos se enamoran tanto de ella que deciden seguir en cetosis para siempre. Esta es una opción perfectamente válida. No hay ningún estudio científico riguroso que haya identificado problemas con la dieta keto a largo plazo. Pero nosotros no somos demasiado fans de esta opción por dos razones: la primera es que te convertirá en un paria social, y esto puede llegar a ser muy estresante y doloroso; y la segunda, que perderás la flexibilidad metabólica de poder usar los carbohidratos de forma eficiente.

LA OPCIÓN QUE RECOMENDAMOS ES HACER INTERVENCIONES CÍCLICAS, QUE ALTERNAN PERIODOS KETO CON PERIODOS LIBRES Y HASTA PERIODOS DE OTRAS INTERVENCIONES DISTINTAS.

También sabemos que hay una «dosis óptima» de seis semanas de dieta keto, con la que se consigue:

- La activación de los programas epigenéticos que optimizan la oxidación de ácidos grasos.
- La aceleración de la ß-oxidación.
- El aumento de la cetólisis (descomposición de cetonas para obtener energía en las mitocondrias y producir ATP). El aumento del número de los transportadores de cetonas al cerebro y su eficiencia.

Durante ese periodo de tiempo, ya se consiguen gran parte de estos beneficios y luego el ritmo de mejora disminuye.

También sabemos que alternar periodos keto con otros de consumo de carbohidratos, junto con el entrenamiento aeróbico de baja intensidad (lo que ahora se llama de zona 2), aumenta la función mitocondrial en las células, uno de los indicadores antienvejecimiento más importantes.

Ante toda esta información hemos diseñado un protocolo que incorpora los beneficios de periodos algo más largos en cetosis, periodos de alternancia de estados metabólicos y periodos de no cetosis.

PROTOCOLO ANUAL DE CETOSIS

Los periodos de no cetosis los solemos hacer coincidir con los momentos de más calor, pues la pérdida de líquidos y la presencia de múltiples frutas en esa época hacen que tenga menos sentido ser tan restrictivo. Si a esto le añadimos las vacaciones, seguir la dieta keto puede ser antisocial.

Es decir, resulta buena idea empezar la dieta cetogénica durante los meses previos al verano, no solo para llegar a esta época con una composición corporal ideal, sino también a fin de prepararte para salir de cetosis.

- octubre-diciembre (hasta Navidades): cetosis.
- enero: dieta evolutiva.
- febrero-marzo: periodos de entrada y salida rápida de cetosis, por ejemplo, cinco días keto y dos no.
- abril-junio: cetosis.
- julio-septiembre: dieta evolutiva incorporando fruta y tubérculos.

Con este protocolo harás al año dos periodos largos de cetosis que optimizarán tu salud, te prepararán para los meses de más excesos, como son las Navidades y el verano, y te rescatarán de ellos.

Fíjate que hemos mencionado también un periodo de entrada y salida rápida de cetosis.

Esto es lo que llamamos el protocolo 5/2.

PROTOCOLO 5/2

Este es un protocolo de entrada y salida rápida de cetosis que solo podrán poner en práctica las personas que estén ya muy adaptadas. Además, requiere del suplemento Keto Before 6 que hemos mencionado anteriormente, y también de un ayuno largo.

Puede que todos estos requerimientos te echen para atrás, pero en realidad es el protocolo keto más compatible con nuestro estilo de vida:

- Lunes: no desayunes e inicia keto con la comida.
- Martes a viernes: protocolo keto normal.
- Sábado y domingo libres.
- Deja de comer el domingo al mediodía e inicia el ayuno hasta el lunes.

Como ves, te deja los fines de semana libres para que puedas hacer vida social sin preocuparte de nada. Luego, se hace el protocolo rápido de entrada en cetosis, que combina un ayuno de 24 horas con el suplemento Keto Before 6, y que continúa con keto durante la semana laboral, cuando, en general, es más fácil controlar lo que comes.

Esta es una herramienta muy útil de mantenimiento, pero obviamente no se consiguen los beneficios de estar en cetosis durante periodos más largos.

Por último, queremos compartir contigo un protocolo superintensivo que combina todo lo que hemos aprendido. Es muy útil si tienes que perder grasa con rapidez.

PROTOCOLO INTENSIVO

Lunes
- Entrenamiento de fuerza
- Ducha de agua fría
- Una cucharada del suplemento Keto Before 6 por la mañana
- Ayuno +24 horas con cena a las siete de la tarde (ver domingo para entender)

Martes
- 1 hora de entrenamiento aeróbico de baja intensidad (zona 2)
- Ducha de agua fría
- Ayuno 16/8 con comida y cena (es decir, concentramos la comida en 8 horas y ayunamos 16)

Miércoles
- Ducha de agua fría
- Entrenamiento de fuerza
- Ayuno OMAD 20/4 con solo cena

Jueves
- 1 hora de entrenamiento aeróbico de baja intensidad (zona 2)
- Ducha de agua fría
- Ayuno 16/8 con comida y cena

Viernes
- Entrenamiento de fuerza
- Ducha de agua caliente (por placer)
- Ayuno OMAD 20/4 con solo cena

Sábado
- Salir a caminar 2 horas
- Sin ayuno; con comida y cena especial estilo pizza keto

Domingo	• Día keto desayuno y comida
	• Última comida antes de las cinco de la tarde (para conseguir 30 horas de ayuno el lunes)

Como ves, esta es una variante en la que hemos añadido los entrenamientos, las duchas de agua fría y los ayunos para maximizar el efecto «quemagrasa». Se trata de un protocolo intenso que nosotros hemos mantenido seis semanas seguidas y con el que hemos conseguido resultados espectaculares.

¡Y ahora sí que ya tienes todos nuestros secretos!

SALIR DE LA KETO

Cuanto más entendemos sobre cómo funciona el cuerpo, más claro tenemos que ser flexible es la solución más adecuada:

- Ser rápido y resistente.
- Ser metódico y creativo.
- Ser capaz de luchar contra un virus y contra un parásito.
- Comer mucho y no comer.
- Vivir con frío y vivir con calor…
- Y, por supuesto, ser bueno quemando grasa y también carbohidratos.

Otra manera de expresarlo con las máximas: «**Vidas demasiado cómodas generan cuerpos demasiado débiles**» o «**adaptación es pérdida de función**».

Por tanto, si ya has cumplido tu objetivo, quizá sea el momento de descansar o relajarte y transitar hacia un modelo más variable y menos restrictivo. Recuerda que la cetosis es un estado metabólico natural con el que hemos convivido toda nuestra historia, pero que no era permanente.

Así que para acabar hemos preparado diez consejos que te ayudarán a llevar una vida saludable, aunque no hagas keto, y de esta manera puedas conservar todos los beneficios que has conseguido.

1. COME ALIMENTOS NATURALES, NO PRODUCTOS PROCESADOS NI EDULCORANTES

Todos aquellos productos que tengan más de tres ingredientes suelen estar diseñados para confundir a tu cerebro y que consumas más de lo que necesites. Solo siguiendo esta premisa es probable que mantengas tu peso, pues el cuerpo sabrá identificar si necesita comer o no.

Evita o minimiza todos esos ingredientes que suelen provocar una respuesta inflamatoria y que en los últimos años han pasado a ser predominantes en nuestra nutrición (cereales, legumbres y lácteos): ninguno de ellos es imprescindible para estar sanos. Por el contrario, en muchas personas generan ciertas respuestas inflamatorias o dañan el aparato digestivo. Reserva su consumo a momentos en que realmente te apetezcan o a eventos sociales.

2. MUÉVETE DE MANERA DIVERTIDA Y CON EL ESTÓMAGO VACÍO

El movimiento nos ha acompañado a lo largo de nuestra historia. En biología todo lo que es inevitable termina volviéndose necesario. Por eso tu cuerpo depende de la actividad física para mantener una fisiología adecuada. Es increíble observar cómo, en un contexto natural, todo el metabolismo se pone en marcha para favorecer la actividad física. Los órganos se orquestan para trabajar conjuntamente en pro del movimiento óptimo y el sistema nervioso central apoya el proceso segregando un buen número de neurotransmisores de la felicidad.

3. TOMA EL SOL

Durante la mayor parte de nuestra historia hemos estado muchas horas bajo el sol, y es un factor indispensable para estar sanos. Entre muchas otras funciones, la luz solar es necesaria para la regulación de nuestro ritmo circadiano y para la síntesis de vitamina D. Mencionamos la vitamina D porque es uno de los grandes dramas de nuestra sociedad, ya que el 80 por ciento de la población padece deficiencia y es de vital importancia para nuestro organismo.

Estas son las funciones principales de la vitamina D: :

- Fijar el calcio en los huesos.
- Prevenir los resfriados, las enfermedades autoinmunes y el asma.
- Proteger el corazón.
- Regular el buen funcionamiento del hígado y los intestinos.
- Ajustar los impulsos de hambre, sed y sueño.
- Ayudar al correcto desarrollo muscular en la adolescencia,
- Regular la formación de colesterol.
- Reforzar el sistema nervioso y el inmunitario, la resistencia física, la capacidad de atención y el aprendizaje.

4. DUERME AL MENOS SIETE HORAS Y MEDIA AL DÍA

Pocas cosas logran más consenso entre los expertos de la salud que la importancia del sueño y el descanso. El problema es que para muchas personas «descansar» significa ver la televisión, navegar por internet o usar algún dispositivo electrónico. Todo eso es cualquier cosa menos relajante para nuestro cerebro y nuestro cuerpo.

No solo hemos olvidado el valor del descanso, sino que nos hemos olvidado de cómo llevarlo a cabo. El cuerpo es incapaz de adaptarse a la escasez de sueño. Dormir es absolutamente esencial para el mantenimiento y la reparación los sistemas:

- neurológico
- endocrino
- inmunológico
- locomotor
- digestivo

En un ritmo circadiano normal, la hormona melatonina aumenta de forma natural al atardecer y durante la noche. La melatonina estimula la función del sistema inmunitario y nos protege de las infecciones. Por eso nos resfriamos después de no dormir bien varias noches.

Dormir es tan importante que no hacerlo resulta fatal: los animales de laboratorio sujetos a privación de sueño mueren a las dos o tres semanas.

Entre otras cosas, una noche completa de sueño mejora:

- la memoria y la claridad mental
- el rendimiento deportivo
- el estado de ánimo y la energía global

- la función inmune
- la tolerancia al estrés

5. CUIDA TUS RELACIONES SOCIALES

Nuestros amigos y parientes ocupan un lugar especial en nuestros sentimientos. Valoramos la relación que tenemos con ellos, la perspectiva que nos ofrecen, el apoyo que brindan, lo que nos cuentan, los intereses que compartimos. Desempeñan un papel esencial en nuestras vidas. Como resultado de nuestro contacto con ellos nos sentimos mejores personas y más felices. Además, ahora sabemos que estas relaciones también nos aportan salud.

Diversos estudios han vinculado una buena red social con aspectos tan variados como:

- la retención de habilidades motoras
- la supervivencia a un cáncer
- la función inmune en general
- la preservación de la función de la memoria
- la longevidad general

Por otro lado, el aislamiento social se ha relacionado con un mayor riesgo de enfermedad cardíaca y alzhéimer.

6. CONTACTA CON LA NATURALEZA

Cada vez más autores apuntan a que vivir cerca de la naturaleza (jardines y tierras agrícolas incluidos) aporta beneficios para la salud a largo plazo. Estos beneficios son en parte consecuencia de la necesidad psicológica de habitar en el entorno en el que evolucionamos como especie. Junto con otros factores que hemos mencionado —el ejercicio, la luz solar y las interacciones sociales— exponernos a la naturaleza nos genera tranquilidad y bienestar, y nos ayuda a disminuir el estrés y ganar en salud.

7. DISFRUTA DE NO HACER NADA

Durante la mayor parte de nuestra historia hemos dedicado parte de nuestro tiempo a no hacer nada. Nuestras propias actividades nos lo exigían. No podíamos pasarnos el día cazando o recolectando, ni siquiera atendiendo los cultivos.

Ahora, en cambio, nos hemos convertido en los únicos animales «ocupados». Se nos pide que trabajemos más horas, que agrupemos las fiestas para no distraernos, que nos jubilemos más tarde e incluso que no enfermemos. Nuestro sistema nervioso no está adaptado a este ritmo de vida frenético y sufre. Piensa en los leones retozando a la sombra, disfrutando de no hacer nada hasta que llega el momento de ir de caza. Nosotros estamos hechos igual que los leones y necesitamos esos ratos de reposo diario para reducir el nivel de estrés y darle espacio al cuerpo y a la mente para relajarse.

8. VIVE DE DÍA, DUERME DE NOCHE

Si hay algo que compartimos todos los animales de este planeta es que hemos tenido que adaptarnos a vivir con doce horas de sol y doce de oscuridad de media. Desde los primeros organismos que tuvieron que proteger su ADN de la radiación ultravioleta, pasando por las petunias que reservan sus aromas para la noche para atraer a polinizadores nocturnos, y llegando por supuesto al ser humano, todos los seres vivos nos hemos aclimatado para reaccionar de manera proactiva y no reactiva a los cambios de luz y oscuridad. Esto quiere decir que hemos reservado algunas funciones para hacerlas durante el día y otras, por la noche.

No hacer las cosas a su debido tiempo confunde el cerebro y el sistema inmunitario y desorganiza el metabolismo.

9. ASUME PEQUEÑOS DESAFÍOS

Durante toda la historia de la humanidad la propia existencia era todo un reto. Pasábamos frío o calor, vivíamos periodos de escasez y de abundancia, sufríamos pequeñas heridas y asumíamos momentos de mucha actividad física.

Estos retos eran señales para que el cuerpo activara los mecanismos de mejora. Es lo que se llama la «hormesis». Ahora, nuestro entorno es aséptico, sedentario y abundante en comida. Aun funcionando al 30 por ciento de nuestras capacidades, tenemos igualmente cubiertas las necesidades básicas y el cuerpo no siente la urgencia de mejorar. Se adapta y degenera.

Así que, para ser nuestra mejor versión, lo que antes era inevitable ahora debemos simularlo. Nosotros lo llamamos llevar una vida intermitente donde existan momentos de confort y otros de incomodidad relativa:

- **Pasa frío:** entrena al aire libre en invierno o dúchate con agua fría.
- **Practica el ayuno intermitente:** distribuye todas tus ingestas en una ventana de no más de ocho o diez horas. Así enseñas a tu cuerpo que hay ocasiones en las que no hay comida y otras en las que sí.
- **Muévete:** a lo largo de este libro te hemos explicado muchas veces por qué es tan necesario el movimiento. Por si aún no te has convencido, aquí va un beneficio extra: el ejercicio es un reto que

nuestro cuerpo conoce y que activa como ninguna otra cosa todos los mecanismos de mejora corporal. De hecho, parece ser que mimetiza los efectos antienvejecimiento de los ayunos, los efectos antinflamatorios de comer bien y los efectos antidepresivos de regular los ritmos circadianos.
- **Evita sentarte más de una hora seguida:** si no hacemos nada al respecto, es fácil pasarse hasta diez horas diarias sentados. No es necesario que digamos que esto no es bueno. Pon una alarma y cada hora levántate y pasea, o, en el trabajo, prueba a alternar sentarte con trabajar de pie, aunque sea frente al ordenador.

10. SI HACE FALTA, OLVIDA TODO LO QUE TE HEMOS DICHO

Como hemos aprendido en este libro, el estrés es el peor enemigo de la keto y también de tu salud.

Si alguna de las sugerencias que te hemos ofrecido es demasiado para ti, ignórala. Esto no quiere decir que con la excusa de «me respeto» no hagas absolutamente nada. Ya lo vimos en el punto anterior: tienes que salir de tu zona de confort para poder mejorar. Pero no salgas tanto que te rompas:

- No te pases con el deporte porque te lesionarás.
- No seas integrista con la comida natural porque te aislará socialmente.
- No dejes de ver a tus amigos por querer ir a dormir a las nueve cada día.

Ya nos entiendes, ¿verdad? Es una cuestión de tener una vida saludable y feliz, no de caer en el dogmatismo.

Y así termina la parte práctica de este libro.

Queremos felicitarte por tu entrega y tu esfuerzo y por lo que has conseguido. Deseamos que hayas cumplido tu objetivo y que hayas ganado en salud.

En la última sección, te dejamos varias herramientas avanzadas que te pueden servir para mejorar o evitar problemas comunes con la keto.

Te recomendamos que las leas en la medida en que lo necesites. O sea, usa el resto del libro como un recurso para responder preguntas que te surjan.

PARTE III:
TÉCNICAS AVANZADAS Y PROBLEMAS COMUNES

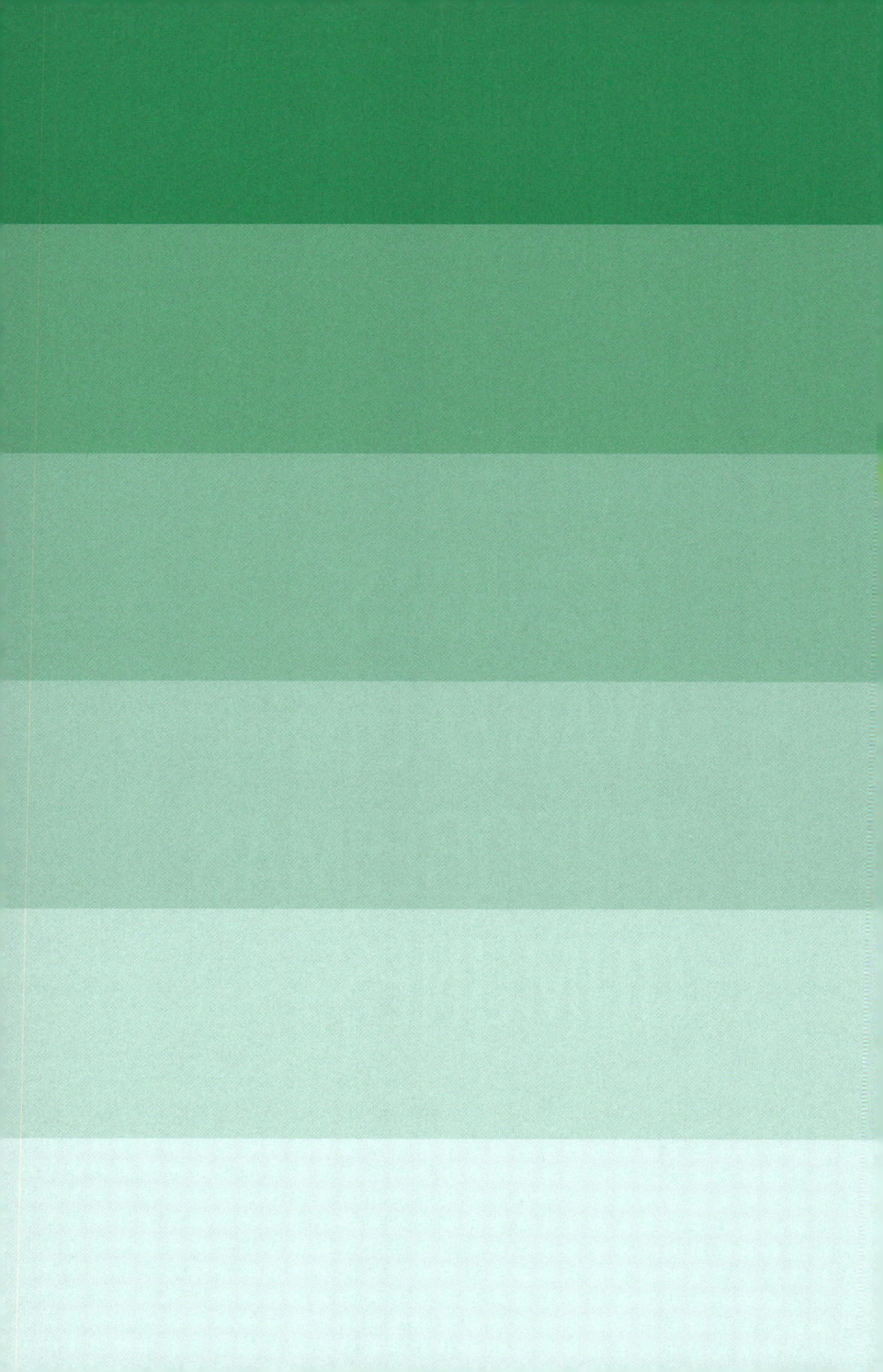

SUPLEMENTACIÓN DE APOYO

Si te somos sinceros, hemos dudado de si incluir este capítulo o no. ¿Y sabes por qué? Porque los suplementos tienen un extraño poder maléfico. Por mucho que insistamos siempre en que en la mayoría de los casos se puede hacer una alimentación cetogénica sin tener que tomar ni una pastilla, cuando se habla de suplementos, a mucha gente se le nubla la cabeza y se obsesiona con ellos.

Esta industria emergente ha hecho un gran trabajo de marketing para llevarnos a creer que podemos obtener los micronutrientes (vitaminas o minerales) esenciales de manera más fácil y segura con unas pastillitas y que estas tienen las mismas propiedades beneficiosas que los nutrientes de los alimentos completos.

Esto es, sencillamente, una mentira.

Algunos ejemplos:

- ✓ **El sol.** La mayor parte de los ciudadanos de las sociedades modernas sufren un déficit crónico de sol. El sol es indispensable para el ser humano. Cumple muchísimas funciones corporales, entre las que estarían la sincronización de todos los sistemas corporales, la regulación de la actividad de las mitocondrias, la inducción de la liberación de múltiples sustancias corporales (cortisol, proopiomelanocortina) y, por supuesto, la síntesis de vitamina D. Pero hemos simplificado todo esto a que, si no hay sol, no pasa nada porque puedes tomar una pastilla de vitamina D.
- ✓ **Los superalimentos, la sustancia mágica de moda y el marketing.** De manera periódica aparece una nueva sustancia o superalimento mágico que va a quitarnos todos los males, tipo las bayas de goji, el magnesio, el ácido fúlvico, etc., y, una vez que agotan su potencial comercial, desaparecen. El marketing también ha usado esta idea para blanquear productos comestibles altamente nocivos para la salud humana. Si tienes una edad, seguro que recuerdas la famosa campaña de cereales «con 7 vitaminas y hierro». O sea, vas a darle a tu hijo cucharadas de azúcar para desayunar, pero no pasa nada porque tienen vitaminas...

Esta idea de la salud de los multivitamínicos hace tiempo que ha calado. Ya en 2006, en una conferencia del Instituto Nacional de Salud de Estados Unidos (NIH, por sus siglas en inglés), se reveló que entre el 20 y el 30 por ciento de los estadounidenses consume multivitamínicos a diario, lo que significa que pagan más de veintitrés mil millones de dólares al año a los fabricantes.

La realidad es que tomar suplementos de forma aislada y sin ningún cambio en tu vida no tiene ningún efecto positivo sobre tu salud y, en ciertos casos, incluso puede ser contraproducente.[67]

Para acabar de entender dónde situamos los suplementos, vamos a profundizar en un nuevo concepto: la sinergia alimentaria.

LA SINERGIA ALIMENTARIA Y LAS VITAMINAS

La sinergia alimentaria, concepto desarrollado de manera muy elegante en un estudio de 2009,[68] propone que el beneficio de los micronutrientes depende de la relación que existe entre ellos. Es decir, el efecto de muchos micronutrientes es superior si se consumen en su propio alimento de origen que haciéndolo de manera aislada.

> Por ejemplo:
>
> ✓ El consumo de tomate tiene un efecto mayor en la próstata que una cantidad equivalente de licopeno.
> ✓ Las granadas enteras y el brócoli tienen mayores efectos antiproliferativos de células cancerosas que la de sus componentes individuales.

---

[67] Bjelakovic, G., Nikolova, D., Gluud, L. L., Simonetti, R. G., & Gluud, C. (2007). «Mortality in randomized trials of antioxidant supplements for primary and secondary prevention: systematic review and meta-analysis». *JAMA*, 297(8), 842–857. https://doi.org/10.1001/jama.297.8.842

[68] Jacobs, D. R., Jr, Gross, M. D., & Tapsell, L. C. (2009). «Food synergy: an operational concept for understanding nutrition». *The American Journal of Clinical Nutrition*, 89(5), 1543S–1548S. https://doi.org/10.3945/ajcn.2009.26736B

POR TANTO, CLARO QUE DEBEMOS CONSUMIR MUCHAS DE LAS SUSTANCIAS QUE ESTÁN PRESENTES EN LOS SUPLEMENTOS, PERO ES MUCHO MEJOR HACERLO DIRECTAMENTE EN LOS ALIMENTOS QUE DE FORMA NATURAL LAS CONTIENEN.

Esto nos lleva al siguiente término importante: la densidad nutricional.

El término «densidad de nutrientes» se refiere a la concentración de micronutrientes y aminoácidos, componentes básicos de las proteínas, en un alimento determinado.

Aquí te dejamos un listado de los ocho alimentos más ricos en micronutrientes, ordenados de mayor a menor densidad nutricional según la literatura científica.[69] Como verás, todos son fácilmente incorporables a tu alimentación cetogénica, por lo que cuanto más los consumas, menos necesidad de compensar con suplementos tendrás:

- Vísceras
- Mariscos
- Pescado graso
- Pescado magro
- Verduras
- Huevos
- Aves de corral
- Carnes rojas

En definitiva, si quieres conseguir todos los beneficios para tu salud, mejorar tus niveles energéticos y tu claridad mental mediante la alimentación cetogénica, la clave estará en los alimentos que consumas, no en los suplementos que compres.

---

[69] Maillot, M., Darmon, N., Darmon, M., Lafay, L., & Drewnowski, A. (2007). «Nutrient-dense food groups have high energy costs: an econometric approach to nutrient profiling. *The Journal of Nutrition*, 137(7), 1815–1820. https://doi.org/10.1093/jn/137.7.1815

Y entonces, ¿qué papel desempeñan los suplementos en la alimentación cetogénica? Los dividiremos en tres categorías, que te presentamos de mayor a menor relevancia:

1. Los que complementan una alimentación con una densidad nutricional adecuada y aseguran pequeñas cantidades de ciertos micronutrientes que son más requeridos durante los periodos cetogénicos. Son principalmente los minerales y determinadas vitaminas.
2. Los que funcionan como ayuda cuando al aparato digestivo le cuesta adaptarse al cambio de contexto alimenticio.
3. Los que se usan para inducir ciertos procesos corporales.

MICRONUTRIENTES QUE COMPLEMENTAN UNA ALIMENTACIÓN ADECUADA

MINERALES Y ELECTROLITOS

Como ya hemos comentado en varias secciones del libro, cuando inicias la keto, durante el uso de las reservas de glucógeno muscular se produce una pérdida sustancial de líquido que arrastra hacia el exterior diversos minerales. Y es muy importante que estos minerales se reincorporen con la dieta. Es decir, son necesarias:

- **Cantidades adecuadas de sodio y potasio** para mantener el volumen circulatorio y evitar la depleción de potasio, que da como resultado un anabolismo muscular deteriorado o estrés suprarrenal.
- **Cantidades adecuadas de magnesio,** pues está presente en múltiples reacciones corporales.

¿Qué podemos hacer para recuperar estos minerales?

Beber agua mineral. Los iones de sodio (Na+), potasio (K+) y cloruro (Cl-) son muy solubles en agua y, cuando los encontramos disueltos en agua, se denominan electrolitos. Estos minerales en particular generan atracción por las moléculas de agua, por eso se consideran «hidratantes».

Por tanto, ante la pérdida de líquido y minerales propia del inicio de la alimentación cetogénica, la clave es rehidratarse. Pero existe un pequeño problema. La mayor parte de las aguas que consumimos están filtradas, con un contenido en electrolitos demasiado bajo. Esto no solo nos es insuficiente para reponer el sodio y el potasio, sino que, al tener poco residuo seco, se trata de un agua «semidestilada» que nos hace orinar aún más.

En cuanto al **magnesio**, que deberíamos poder incorporar con cierta facilidad consumiendo frutos secos y aguacate, tenemos otro problema. La sobreexplotación de los suelos ha hecho que hayan perdido la riqueza que se les presupone. Así, por mucho que históricamente estos alimentos se clasifiquen como ricos en magnesio, si el suelo donde han crecido era pobre en este mineral, no lo contendrán, como es lógico.

Estos son los típicos síntomas que se van a presentar cuando hay una alteración de alguno de estos minerales:

- aumento de la frecuencia urinaria
- desajustes de la tensión arterial
- sensación de fatiga
- calambres musculares
- fasciculaciones

Si notas alguno de estos síntomas, te recomendamos que bebas tres vasos de agua al día con una dilución de ⅕ parte de agua de mar y ¼ parte de agua corriente. Añade un chorro de limón para incorporar potasio.

Suplementos de magnesio. La combinación de citrato y glicinato es la óptima para obtener efectos tantos corporales como intestinales.
Dosificación recomendada: 100-400 mg al día.

VITAMINAS

Es muy importante entender que además de la propia pérdida de minerales que se da al inicio de la cetosis y que quizá es más conocida, también ocurre que el uso de la grasa como sustrato energético y el aumento de la ingesta de proteínas aumenta el requerimiento de las vitaminas B2, B5 y biotina.[70,71,72] Además, en los últimos años se ha evidenciado que un metabolito de la vitamina D es relevante para la síntesis del transportador principal de la grasa hacia la mitocondria para transformarla en energía.[73]

¿Cómo sospechar que tenemos deficiencias de estas vitaminas y cuál es la dosificación recomendada?

VITAMINA B2:

La deficiencia se suele manifestar principalmente en la piel:

- se nos cortan los labios
- se hincha la lengua

---

[70] Gregersen N. (1985). «Riboflavin-responsive defects of ß-oxidation». *Journal of Inherited Metabolic Disease*, 8 Suppl 1, 65–69. https://doi.org/10.1007/BF01800662

[71] Czumaj, A., Szrok-Jurga, S., Hebanowska, A., Turyn, J., Swierczynski, J., Sledzinski, T., & Stelmanska, E. (2020). «The Pathophysiological Role of CoA». *International Journal of Molecular Sciences*, 21(23), 9057. https://doi.org/10.3390/ijms21239057

[72] Eng, W. K., Giraud, D., Schlegel, V. L., Wang, D., Lee, B. H., & Zempleni, J. (2013). «Identification and assessment of markers of biotin status in healthy adults». *The British Journal of Nutrition*, 110(2), 321–329. https://doi.org/10.1017/S0007114512005065

[73] Mendoza, A., Takemoto, Y., Cruzado, K. T., Masoud, S. S., Nagata, A., Tantipanjaporn, A., Okuda, S., Kawagoe, F., Sakamoto, R., Odagi, M., Mototani, S., Togashi, M., Kawatani, M., Aono, H., Osada, H., Nakagawa, H., Higashi, T., Kittaka, A., Nagasawa, K., & Uesugi, M. (2022). «Controlled lipid ß-oxidation and carnitine biosynthesis by a vitamin D metabolite». *Cell Chemical Biology*, 29(4), 660–669.e12. https://doi.org/10.1016/j.chembiol.2021.08.008

- la piel se enrojece con facilidad, pica o aparecen eccemas en las fosas nasales, las líneas de la sonrisa, las orejas, los párpados y los genitales

Dosificación recomendada: 2-5 mg al día.

VITAMINA B5:

La deficiencia de B5 se manifiesta principalmente en el estado anímico:

- fatiga, pérdida de entusiasmo
- irritabilidad
- insomnio
- aumento de la frecuencia cardiaca basal

Dosificación recomendada: 100-500 mg al día.

BIOTINA:

La deficiencia de biotina, como muchas de las otras deficiencias de vitamina B, suele evidenciarse en la piel. Las zonas afectadas son, sobre todo, los ojos, la nariz, la boca y el perineo, que es la zona entre el ano y los genitales. En estas áreas la piel se vuelve escamosa, roja y grasienta. También puede haber un aumento de caída del cabello e, incluso, de cejas o pestañas.

Dosificación recomendada: 350-1.000 mg al día.

VITAMINA D:

Los síntomas de deficiencia de vitamina D pueden ser tan diversos que creemos que un listado podría generar más confusión que tranquilidad. Si te expones muy poco al sol o vives en lugares donde hay pocos días de sol, nuestra sugerencia es que te hagas una analítica para valorar el estado de esta vitamina. Un valor óptimo debería rondar los 50 ng/ml.

Dosificación recomendada: 4.000 unidades internacionales durante los meses de otoño e invierno.

SUPLEMENTOS QUE FUNCIONAN COMO AYUDA PARA EL APARATO DIGESTIVO

Los pocos efectos secundarios que están descritos en una alimentación cetogénica se refieren al aparato digestivo. Por un lado, podemos encontrar algo de malestar digestivo o diarrea porque a tu estómago e intestinos les está costando adaptarse al cambio brusco en la composición de macronutrientes, es decir, pasar de golpe de evitar las grasas y tomar productos light a que estas sean el macronutriente principal en tu dieta.

Si notas pesadez después de cada comida, te repiten mucho los alimentos y tus heces tienden a ser muy pastosas, puedes, y debes, reducir la cantidad de grasa de cada comida y simplemente aumentar algo las verduras y la proteína. Si aun así a tu aparato digestivo le cuesta este cambio, incorpora una ayuda para las primeras semanas, que no es más que unas enzimas digestivas y algo de bilis. Es decir, lo que tu cuerpo usa para digerir estos alimentos de forma natural.

- Enzimas digestivas con oxbile.
Dosificación recomendada: debes consumir unas veinte mil unidades de lipasa y 100-200 mg de oxbile.

La otra circunstancia típica que se da en el aparato digestivo es el aumento de la endotoxina que, como ya te contamos, puede tener que ver con los síntomas de la keto flu. Para ello debes examinar la capacidad de producir ácido de tu estómago. Si tienes molestias digestivas, eructos recurrentes o ardor estomacal puedes tomar una cucharada de vinagre de manzana antes de cada comida y recurrir a estos suplementos:

- lactoferrina: 150-300 mg por comida
- bacilo coagulans: una cápsula del probiótico con cada comida
- suplementos para inducir o facilitar ciertos procesos corporales

VITAMINA C

Ya hemos hablado del efecto que tiene la vitamina C como estimulante del uso de cetonas por parte de las neuronas y para aumentar la fabricación de transportadores de la barrera hematoencefálica. Además, como antioxidante, ayuda a que los cuerpos cetónicos que produzcamos no se oxiden antes de ser utilizados.

Dosis adecuada: 2 g al día.

COENZIMA Q10 CON ÁCIDO ALFA LIPOICO

Cuando iniciamos una dieta keto, ponemos a trabajar nuestras mitocondrias, los hornos quemagrasa, a capacidad máxima, y una buena manera de asegurarnos de que funcionen bien es aportar antioxidantes mitocondriales.

Si al iniciar una dieta keto, el olor en el aliento perdura más de tres días, es interesante consumir estos productos junto con la vitamina C al menos hasta tres días después de que desaparezca la halitosis (el mal aliento).

Dosificación recomendada de coenzima Q10: 100-300 mg al día.

Dosificación recomendada de ácido alfa lipoico: 200-400 mg al día.

CETONAS EXÓGENAS

Aunque la publicidad sobre el uso de cetonas exógenas es abundante, por lo general no somos demasiado partidarios de ellas, ni existe una evidencia clara de los beneficios que pueden aportar. Es verdad que, en una primera fase, al aumentar la concentración de cetonas en sangre, facilitan su transporte hacia el cerebro, y algunas personas notan cierta sensación de energía extra. Así que, si quieres empezar los primeros días a tope, puedes recurrir a ellas. Eso sí, insistimos en que suele ser más que suficiente y eficiente que sea tu cuerpo quien fabrique sus propias cetonas.

Dosificación recomendada: 10-20 g al día.

Por último, queremos presentarte algunas evidencias de cómo algunos fitoterapéuticos parece que ayudan a estimular las vías endógenas de entrada en cetosis.

Como ya te hemos explicado, existe un sensor celular que interpreta que es el momento de usar nuestras reservas. Se llama proteína quinasa activada por AMP, o AMPK.

Se ha identificado que ciertos fitoterapéuticos son capaces de estimular la AMPK y sumar esfuerzos al contexto que generamos con la dieta keto para que en tiempo récord convenzamos a la célula de que empiece a quemar grasa. Es una verdadera pasada. Los principales fitoterapéuticos que han demostrado este efecto son: la quercetina, el resveratrol, la berberina, el té verde y el ácido alfa lipoico.

De todas formas, el asunto no es tan sencillo como consumir alimentos que contengan estas sustancias. Para generar una estimulación adecuada de la AMPK, lo mejor es tener todos estos fitoterapéuticos en las dosis adecuadas y en la combinación adecuada, y así poder estimular una entrada en cetosis rápida y activar nuestros mecanismos regenerativos. El problema de estos suplementos es que es necesario prepararlos y encapsularlos de la manera adecuada para que se absorban y ejerzan el efecto deseado.

Sabemos por la literatura científica que, de manera aislada, las dosis que necesitamos de cada uno de estos fitoquímicos es muy elevada, pero si los combinamos, la cosa cambia.

Te presentamos, por tanto, unas dosis aproximadas que pueden venirte bien como estímulo extra asociado al ayuno, el frío y la actividad física para entrar en cetosis, aunque quizá aquí la variabilidad individual sea más determinante, y es probable que debas experimentar qué suplementos te van mejor a ti y en qué dosis.

QUERCETINA

La dosificación habitual es de unos 500 mg diarios. Es importante saber que, en general, no es recomendable mantener la suplementación de quercetina más de seis u ocho semanas seguidas.

RESVERATROL

A pesar de que todos los estudios nos llevan a recomendar dosis elevadas de resveratrol, en esta combinación de diferentes suplementos solemos aconsejar una dosis de 200-500 mg. Puedes añadir hasta 1.000 mg de transresveratrol si tu bolsillo te lo permite.

BERBERINA

Se aconseja tomar entre 500 mg y 1 g al día.

TÉ VERDE

Se recomienda 250-500 mg de extracto estandarizado de té verde al día.

ÁCIDO ALFA LIPOICO

Como ves, además de ser un buen antioxidante mitocondrial, es un estimulador indirecto de la AMPK. Las dosis que se recomiendan para este efecto en sinergia con el resto de los suplementos es de unos 200 mg al día.

Hasta aquí, un repaso general de todos los suplementos que suelen sonar cuando hablamos de alimentación cetogénica. Recuerda que te los hemos ido explicando por orden de importancia. Por tanto, será habitual que recurras al consumo de magnesio, de agua de mar y de algunas vitaminas B. En el caso de los suplementos digestivos, solo si hay clínica.

El resto de los suplementos son para fases más avanzadas y si te gusta experimentar con tu cuerpo.

DIETA CETOGÉNICA Y CICLO MENSTRUAL

En este capítulo vamos a tratar la keto desde un punto de vista femenino. Y es que, como tantos otros aspectos de nuestra biología, la cetosis no afecta de la misma manera a hombres y a mujeres.

Antes de entrar de lleno en las características y particularidades de la dieta cetogénica y el ciclo menstrual, haremos un apunte previo, y es que como te hemos contado a lo largo de este libro, es determinante que todas las intervenciones que incorpores en tu vida te hagan feliz. Así, para que tu entrada en cetosis sea placentera, es muy importante tener en cuenta el momento del ciclo en el que te encuentras.

Empezaremos el abordaje repasando los cambios hormonales que tiene una mujer a lo largo de un ciclo menstrual:[74]

---

[74] Ocampo Rebollar, A., Menéndez Balaña, F. J., & Conde Pastor, M. (2017). «Comparison of affect changes during the ovulatory phase in women with and without hormonal contraceptives». *Heliyon*, 3(4), e00282. https://doi.org/10.1016/j.heliyon.2017.e00282

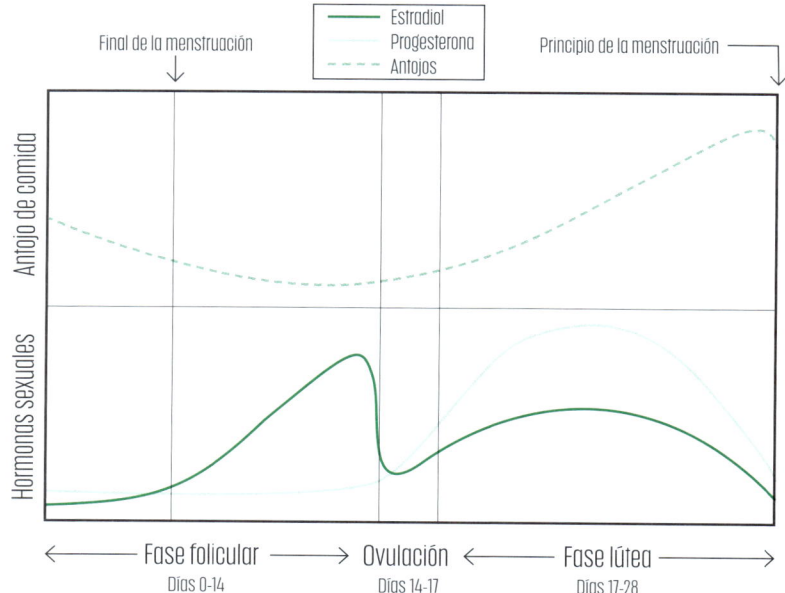

Así, sin ninguna explicación previa, ¿no te parece que tanto valle y tanta montaña pueden influir en la sensación de hambre y el estado metabólico?

Pues sí, y mucho.

Vayamos, ahora sí, al grano.

PERIODOS PREMENSTRUAL Y MENSTRUAL

Aunque con algún matiz, tus hormonas te inducen a que desde la semana previa a la menstruación (fase lútea) hasta que se inicia el pico ovulatorio (después del ciclo menstrual) quieras comer más y rellenar depósitos de grasa como preparación para afrontar la posibilidad de un embarazo.

De hecho, el tejido adiposo (tu almacén de grasa) es capaz de informar al cerebro de que hay suficiente energía para hacer frente a un embarazo mediante la liberación de una hormona: la leptina. Por tanto, desde la semana premenstrual hasta la primera parte del ciclo, es normal que sientas antojos, tengas más ganas de dulce y quieras comer más seguido.

FASE OVULATORIA

Desde el inicio de la ovulación, el contexto hormonal hace que sientas menos apetito y que, de manera natural, te apetezca espaciar las comidas. Esta es la que conocemos como fase fértil, que va desde el inicio de la ovulación (día 12-14) hasta la fase lútea (día 17-20).

¿Y a quién podemos culpar de estos síntomas durante la fase ovulatoria? Pues parece que, entre las hormonas determinantes, los estrógenos son los causantes de que tu hambre y percepción de energía varíen durante el mes.[75] Es posible que estés pensando: «¡Qué raro!

---

[75] Rivera, H. M., & Stincic, T. L. (2018). «Estradiol and the control of feeding behavior». *Steroids*, 133, 44–52. https://doi.org/10.1016/j.steroids.2017.11.011

Justo cuando me puedo quedar embarazada tengo menos hambre... ¿No debería ser todo lo contrario?».

Pues no.

Piensa que, para que el embarazo se produzca, necesitas permitir que un cuerpo extraño entre, se transporte por tu aparato reproductor, fecunde un óvulo y este óvulo fecundado crezca sin que tu sistema inmunitario lo ataque. Es decir, es importante que se module el sistema inmunitario y no ocasionemos respuestas inmunitarias bruscas. El tipo de respuesta inmune depende del tipo de metabolismo que nuestras células lleven a cabo. Si queman glucosa, tienden a una respuesta inflamatoria y, si queman grasa, más antiinflamatoria.

Quédate con esta idea: usar glucosa equivale a más inflamación, y utilizar grasa, a menos inflamación.

Cuando los estrógenos suben:

- nos hacen espaciar comidas.
- comemos menos azúcar.
- permiten que quememos más grasa.

De esta manera, los estrógenos calman al sistema inmune para que no ataque al óvulo fecundado.

Además, un sistema inmune que usa la grasa como combustible es fundamental para que produzcas progesterona. Esta hormona regula que, si no ha habido fecundación, la inflamación que se produce con el sangrado esté controlada y no te duela. Y no es su única función, los estrógenos también te hacen más receptiva al contacto físico y la libido aumenta.

Es decir, todo son ventajas.

Pero no solo es eso. ¿Recuerdas que hablamos de la leptina (ese informante que le dice al cerebro que tienes suficientes reservas de grasa)? Pues cuando los estrógenos están altos, aunque pierdas un poco de grasa, también ejercen un efecto sobre las neuronas similar al de la leptina.

Fíjate en la maquinaria perfecta de nuestro cuerpo, que hace que todo cuadre. Una vez que bajan los estrógenos (más o menos una semana antes de la regla), es cuando te empieza el deseo de comer chocolate y, además, es el periodo en el que suelen aparecer respuestas inmunes: salen herpes, te resfrías, coges algún virus... todo al mismo tiempo. Es decir, bajan los estrógenos y, automáticamente, quitamos el pie del freno del sistema inmunitario.

Por tanto, resumiendo esto desde una perspectiva fisiológica:

- Entre los días 25 y 10 del ciclo, todo tu cuerpo quiere comer, te apetecen más los dulces, te cuesta hacer deporte y espaciar las comidas.
- Entre los días 11 y 24, gracias a los estrógenos, te encuentras fenomenal, estás activa, no necesitas comer tan seguido y te apetecen más las grasas.

CÓMO INCLUIR LA DIETA CETOGÉNICA SEGÚN TU CICLO

Parece claro que la mujer se mueve en un ciclo 14/14 de rellenar depósitos y usar depósitos, y eso es importantísimo.

Imagínatelo: te motivas, te empapas del curso de keto, quieres comenzar con el ayuno de 24 horas. Pero es el día 25 de tu menstruación. ¡Por supuesto que puedes hacerlo!, pero tu cuerpo no te lo pondrá nada fácil, te pedirá azúcar, que te muevas menos, que ahorres... por si te quedas embarazada. En cambio, si lo haces el día 12, cuando los estrógenos están altos y tu cuerpo dispuesto a usar la grasa y a espaciar comidas, será mucho más sencillo.

¡OJO! Esto es recomendable sobre todo si estás empezando a probar ayunos o la alimentación keto. Cuando te hayas adaptado y ya uses bien las cetonas, verás que uno de los efectos de la dieta cetogénica es que tienes muchas menos fluctuaciones del hambre durante el ciclo. Así que, cuando llegues a la primera parte del ciclo, sufrirás menos y podrás mantener estos cambios de hábitos con más facilidad.

Esto nos enseña además que, si quieres quedarte embarazada, durante la etapa de abundancia (esos doce días del mes) es importante que el cuerpo perciba que llega alimento desde el entorno y no solo use las reservas. Por tanto, no te recomendaríamos hacer ayunos ni dieta cetogénica.

EN DEFINITIVA, EXISTE UNA DIVISIÓN CLARA EN TU CICLO QUE NOS ENSEÑA QUE TE SERÁ MUCHÍSIMO MÁS FÁCIL INCORPORAR HÁBITOS COMO EL AYUNO INTERMITENTE, LA KETO O LA ACTIVIDAD FÍSICA DEL DÍA 12 AL 24 DE TU CICLO MENSTRUAL.

Estos son los días en que tu cuerpo te ayudará a hacer los cambios metabólicos. Además, ir a favor de tu fisiología ayuda a que se genere el contexto inmunitario que modulará incluso el dolor menstrual.

Una vez incorporados los hábitos en la segunda parte, del día 25 al 11 del ciclo menstrual, tú decides:

1. Si te sientes genial y has empezado a experimentar los beneficios de la dieta cetogénica y el ayuno intermitente, mantente igual. Ya sabes lo que decimos: si no está roto, no lo arregles.
2. Si decides que te vendría bien un descanso, es el momento: tu cuerpo espera más carbohidratos en esta fase.
3. Si estás buscando quedarte embarazada, transita por la senda correcta de comer alimentos y no productos. Pasa de un ayuno 16/8 a uno más bajo como el 12/12 e incorpora en tu dieta algo más de carbohidratos.

Y, sin más, esperamos que esta aclaración te haya servido. ¡Viva la naturaleza de la mujer!

ALIMENTACIÓN KETO EN EL EMBARAZO Y LA LACTANCIA

Partamos de dos premisas básicas:

1. Como ya hemos indicado a lo largo de los capítulos anteriores, la cetosis es un estado natural del ser humano que ocurre cuando las circunstancias del contexto nos obligan a usar nuestras reservas de grasa, o nos facilitan su uso.
2. El embarazo y la lactancia son periodos también naturales del ser humano que no corresponden a ningún tipo de patología.

Queremos resaltar estos puntos porque, a pesar de que pueda parecer evidente, en los últimos tiempos el embarazo se ha ido medicalizando cada vez más y ahora se trata como una enfermedad más que como un proceso natural. Hemos pasado de percibirlo como un «estado de buena esperanza» a tratarlo como una «situación embarazosa».

Para nosotros la conclusión es clara. Puesto que la cetosis forma parte de los estados metabólicos fisiológicos del ser humano y el embarazo y la lactancia también son estados fisiológicos, por supuesto que una embarazada o una lactante puede entrar en cetosis.

No obstante, y como bien sabes, puede que la transición del uso de la glucosa como sustrato energético principal al de la grasa tarde un tiempo en llevarse completamente a cabo, sobre todo si tu flexibilidad metabólica no es adecuada. Súmale a ello que, durante el embarazo y la lactancia, suelen ocurrir muchos cambios en la vida de las mujeres. Por tanto, nuestra sugerencia es que, si estar en cetosis no es tu dinámica habitual y nunca has hecho alimentación cetogénica, no empieces un periodo keto justo durante un embarazo o en la lactancia. Simplemente consume alimentos naturales y no productos procesados, tiende a evitar alimentos con potencial inflamatorio como los cereales y las legumbres, déjate guiar por tus señales de hambre y saciedad, y haz que tu contexto alimentario sea fácil y te haga disfrutar (saludablemente). Verás, entonces, que es muy probable que algunos días, cuando hayas comido algo menos de fruta o hayas espaciado las comidas, te suban las cetonas, algo completamente normal y saludable.

KETO EN FAMILIA

Una de las preguntas más recurrentes que nos plantean es qué pueden hacer los padres o las madres con sus hijos mientras ellos hacen keto.

Si no existe una indicación terapéutica concreta, nuestra sugerencia es que intentemos generar el mínimo posible de restricciones posibles a los niños. Por nuestra experiencia, para mantener una alimentación saludable, no es necesario ni recomendable restringirles todo tipo de carbohidratos. Simplemente se trata de elegir aquellos con menor carga glucémica y densidad.

La idea es que toda la familia base su alimentación en alimentos saludables como, por ejemplo, verduras, carne, pescado, huevos, frutos secos, setas, algas…, y confeccionar con ellos los menús para todos. Luego, simplemente añadiremos para los niños tubérculos como la patata, el boniato y la zanahoria, y frutas según temporada. Por tanto, si preparáis un plato de verduras, ellos tendrán también patatas y, si quieren postre, podrán comer fruta sin problema. De esta manera, ellos observan que coméis muy parecido y no sienten que tengan restricciones. Además, así tampoco hay que hacer un menú personal para cada integrante de la familia.

POR QUÉ NO CONSIGUES TUS OBJETIVOS

Este es un capítulo de «socorro» que incluimos por si, a pesar de todo el esfuerzo que estás haciendo, la keto no te va bien y no consigues perder la grasa que quieres sacarte de encima.

Vamos a repasar las causas más comunes que pueden estar boicoteándote. No te esperes grandes sorpresas, las cosas en general no son tan complicadas y los problemas que te enumeramos aquí son muy parecidos a los que ya hemos tratado. Pero no está de más revisarlos, sobre todo, si te acercas a este capítulo un tiempo después de haber leído el resto del libro.

Antes de empezar queremos contarte una experiencia que tuvo Néstor en su consulta:

Hace unos años, Néstor trató a una mujer que llamaremos Leya (no es su nombre verdadero, evidentemente). Leya llegó por problemas de mala gestión del azúcar y sobrepeso. Tenía unos hábitos tan poco saludables que parecía que con unos pocos cambios sencillos podría conseguir sus objetivos sin mucha dificultad.

Leya empezó muy bien. Perdió algo de peso, sobre todo mucho volumen, y estaba muy contenta. Pero durante las Navidades se relajó con la dieta. A partir de entonces se estancó por completo. Venía a la consulta triste y con un alto grado de culpabilidad. Por mucho que volviera a hacer las cosas bien, no perdía peso y en la consulta solo manifestaba su tristeza y frustración. Con ese panorama y viendo que no avanzaban, un día Néstor le dijo algo distinto: le prohibió que hiciera dieta y que mirara la báscula.

Leya tardó bastante en regresar, pero cuando lo hizo parecía otra persona, no por su peso, sino por su actitud corporal. Le contó a Néstor que levantar la cabeza de la báscula le había permitido reparar en que su problema no eran los kilos, sino la autoestima. Se había dado cuenta de que, independientemente de su peso, tenía que plantarse y hacerse respetar en el trabajo, y que tanta obsesión por las dietas le había hecho olvidar su gran pasión: dar largos paseos por la montaña. De hecho, sin ningún cambio nutricional, sus niveles energéticos habían aumentado, ya no se pasaba todo el día pensando en la comida e incluso había bajado parte del peso que quería perder.

¿Y por qué te contamos esta historia?

Hemos visto a miles de personas que condicionan su felicidad a su peso, lo que las hace ser infelices y hasta les impide adelgazar. Ahora sabemos que cuando te pasas la vida vigilando tu peso puede ocurrir que, al final, **acabes condicionando tu felicidad al peso que tienes**. Si la báscula marca el número que esperas, eres feliz, y si no lo marca, no. Esto conlleva el efecto paradójico de que las propias ansias de querer perder peso te estresan tanto que entorpecen que lo pierdas. Y esto termina en el círculo vicioso de «no pierdo peso, me angustio y me cuesta perderlo todavía más».

Así que, antes de profundizar en los diferentes bloqueos fisiológicos a la pérdida de peso, te pedimos que te tomes un momento e identifiques si estás cayendo en la trampa de la causa y efecto: «Cuando pierda peso, seré feliz».

Si notas que hay un poco de esto, simplemente soluciónalo. Recupera la respuesta a la pregunta **para qué quieres perder peso concretamente** y recuerda que tú eres mucho más que el peso que marca la báscula y que no pasa nada si la relegas a un rincón. Tu salud no se mide en gramos.

Dicho esto, veamos diferentes situaciones que pueden boicotear la pérdida de peso.

ESTÁS DURMIENDO POCO

La noche es el momento que reservamos para regenerarnos. Puesto que, por lo general, es el espacio temporal más largo que pasamos sin comer, es cuando vamos a quemar grasa con mayor facilidad.

Por eso, **revisa si estás durmiendo al menos siete horas y media**. También fíjate si **tus horas de sueño coinciden con los ciclos de luz solar**. Es mejor dormir de las 22.00 a las 5.30, que de la 1.00 a las 8.30.

Igual que comentábamos que la luz es necesaria para que el cerebro entienda que es de día, la falta de luz facilita el sueño reparador. Es la oscuridad la que permite que el cerebro libere una hormona llamada melatonina, indispensable para estar sanos.

Elimina las pantallas por la noche. La luz que emiten los ordenadores, los móviles y los iPad también confunde al cerebro, por lo que te sugerimos que una hora antes de ir a dormir dejes de usarlos, o si no queda más remedio, utilices un filtro de luz azul.

Si estás pasando mucho estrés y no te para la cabeza, puedes realizar un ejercicio de meditación o diez ciclos de este ejercicio de respiración: «Inspira en cuatro segundos, aguanta la respiración siete segundos, espira en ocho segundos». A veces, también sirve ponerte un programa de radio o un pódcast (que no sea demasiado estimulante) para que se te distraiga la mente.

ESTÁS CONSUMIENDO DEMASIADAS CALORÍAS

En general, uno de los aspectos que más nos gustan de la dieta keto es que no se cuentan calorías ni cantidades de alimentos, sino que se ofrece al cuerpo la oportunidad de recuperar su capacidad de autorregularse. Pero es verdad que, en ocasiones, nuestro sistema de hambre y saciedad está tan desajustado que no te informa de que son demasiadas calorías. Llevamos mucho tiempo comiendo productos que nos estimulan el apetito o, como le pasaba a Leya, estamos intentando llenar un vacío existencial con la comida.

En estos casos, puede ayudarte un control numérico. Usa las fórmulas que te hemos dado en el capítulo «Principios básicos». También puedes mantener un diario de lo que comes en una de las múltiples aplicaciones que se encuentran en el mercado. Para perder peso, tendrías que estar comiendo un 20 por ciento menos de lo que ingieres.

ESTÁS CONSUMIENDO DEMASIADAS POCAS CALORÍAS

Seguimos teniendo la percepción de que el cuerpo funciona como una máquina y que, según la entrada y salida de calorías, ganaremos o cogeremos peso. Pero la salud no es una ciencia matemática.

Es verdad que, por norma general, comer poco y tener un ligero déficit de calorías (unas 300-500 por día), suele llevar a una pérdida de peso sostenible. Pero ten en cuenta que bajar de peso activa unas potentes señales de alarma en el cuerpo, ya que, en el mundo natural donde la comida escasea, esto pone en peligro la supervivencia. Los déficits calóricos muy grandes generarán cambios metabólicos y epigenéticos con el fin de frenar una merma exagerada de nuestros almacenes.

En realidad, es lógico pensar que, ante la falta de ingesta, nuestro cuerpo tienda a disminuir el gasto como medida de adaptación, con lo que no se consigue adelgazar. También esta circunstancia explica por qué algunas personas se mantienen, pero en cuanto comen un poquito más, ganan peso a la velocidad del rayo.

Perder peso muy rápido generará modificaciones en las tiroides, las suprarrenales y las hormonas sexuales con el fin de reducir el consumo global de calorías. Las últimas investigaciones muestran, además, que estas adaptaciones ocurren cuando disminuimos el consumo de calorías, no cuando gastamos más.

Como ya hemos comentado en páginas anteriores, la clave es generar el entorno adecuado para que el cuerpo entienda que debe usar las reservas. En cambio, restringir las calorías porque sí es una solución nefasta que te hará sufrir y que a la larga te llevará a recuperar con creces el peso perdido.

TE ESTÁS PASANDO CON LOS CARBOHIDRATOS

Si sigues el listado de alimentos es difícil que ocurra, pero existen ciertas combinaciones que te pueden llevar a consumir más de los 30 gramos de carbohidratos diarios, lo que implicaría que, aunque sigas una dieta keto, no entres en cetosis. La manera de saber si lo estás haciendo bien es medir las cetonas en sangre y, cuando ya tengas mucha experiencia, guiarte por las sensaciones corporales.

TIENES LA IMPRESIÓN DE QUE NO ESTÁS PERDIENDO GRASA PORQUE TE GUÍAS POR TU PESO

¿No nos has hecho caso y sigues pesándote cada día? Recuerda que el peso no es un buen marcador de pérdida de grasa. Vuelve a leerte el capítulo «Preparativos para hacer una dieta cetogénica» y valora cómo vas con una foto, el índice cintura-cadera o la prueba de los pantalones apretados.

NO TE MUEVES

El movimiento es innegociable, y lo vamos a repetir hasta la saciedad. Hoy en día se considera que **la inactividad física es una enfermedad en sí misma y es la quinta causa de muerte en el mundo**.

Tu cuerpo necesita un empujoncito para comprender que ha llegado el momento de perder grasa, de usar sus ahorros, y, para que lo entienda, no hay nada mejor que hacerle sentir que la vida sería mucho más fácil con 10 kg menos.

Piénsalo, no es lo mismo tirarte al suelo y levantarte con 80 kg que con 60 kg. No se trata de que te obsesiones con el deporte, sino de que incorpores el movimiento a tu día a día. Camina al menos diez mil pasos al día y dos o tres veces por semana realiza alguna sesión de ejercicio intenso.

ESTÁS ENTRENANDO MUY TARDE POR LA NOCHE

Algunas personas, por la combinación de día exigente y logística familiar, solo pueden entrenar por la noche. Esto puede generar un exceso de la hormona cortisol, que dificulta la quema de grasa. En la medida de lo posible, trata de entrenar por las mañanas y compara los resultados.

TIENES MUCHO ESTRÉS

Como hemos repetido varias veces, **estrés y keto son incompatibles**. De hecho, la restricción de carbohidratos puede ser percibida como un estrés extra.

La línea que separa un reto del estrés es muy fina y depende del sumatorio de factores vitales que estés viviendo en ese momento. Si te encuentras en una circunstancia vital complicada, es mejor que no hagas keto y que transites a una dieta baja en carbohidratos, donde podrás consumir entre 50 y 90 gramos de carbohidratos al día. En términos de pérdida de peso, puede ser efectiva igualmente y no te generará un adicional extra al que ya estás viviendo.

Y hasta aquí las principales razones biológicas por las que incluso siguiendo una dieta tan eficaz como la dieta cetogénica no pierdes grasa.

Queremos terminar el capítulo haciendo énfasis en que cualquier intervención debe valer la pena: o bien el objetivo que te has planteado te da un subidón energético cada vez que lo recuerdas, o bien el propio proceso te está pareciendo agradable, gratificante o divertido.

PARA ALCANZAR UNA META, EL ESFUERZO SUELE SER INEVITABLE, PERO EL SUFRIMIENTO ES OPCIONAL.

CONSOLIDAR LOS HÁBITOS

Suponemos que te habrás dado cuenta de que todo lo que te hemos contado en este libro está enfocado hacia un solo objetivo: **que cambies tus hábitos para que sean más saludables.**

A lo mejor ya te estás riendo porque esto de «cambiar hábitos» suena mucho a gurú de autoayuda. Seguro que frases del estilo «repetir la misma acción 21 días», «buscar la motivación interna para conseguirlo», «tener un plan B por si falla el plan A» te resultan familiares.

Estos consejos están muy bien, pero requieren aplicar fuerza de voluntad hasta interiorizar el cambio. Y si solo te basas en la fuerza de voluntad, será muy fácil que falles porque tendrás que estar constantemente prestando atención para crear un nuevo hábito. Puede que en los días buenos lo consigas, pero siempre llegará ese momento de «bajón» en el que te dices: «Puede que hoy no entrene» o en que te des un atracón de chocolate y azúcar.

Y a ese mal día le sigue otro y luego otro...

¿Has oído esta frase alguna vez: «Se me olvidó ir al gimnasio esta mañana y ya son 7 años seguidos»? ;)

Y todos tus esfuerzos se van al garete.

Además, tenemos otro gran contratiempo cuando intentamos crear hábitos saludables. A pesar de lo que muchos piensan, los hábitos no son solo fruto de la repetición. Es necesario que, después de realizar la acción, se produzcan buenas sensaciones (o se eliminen las sensaciones desagradables).

Es probable que esto no te sorprenda. Es evidente que nadie, en su sano juicio, creará el hábito de darse un martillazo en el dedo, por más veces que lo repita.

Lo que puede que no te hayas planteado antes es que hay dos factores que propician que una acción se transforme en hábito:

1. **La inmediatez:** los comportamientos con recompensa inmediata se repiten y los comportamientos con castigo inmediato se evitan.
2. **La intensidad:** una recompensa o penalización fuertes aumentan esta retroalimentación; si son leves, pueden no ejercer ningún efecto.

Esta es la explicación por la que muchos «malos hábitos» se instauran con facilidad. Conllevan una recompensa muy inmediata y fuerte: fumar nos aporta calma y socialización; un trozo de pastel nos genera placer instantáneo.

También es una de las barreras más grandes frente a los buenos hábitos. En general, la incorporación de un hábito saludable suele ser desagradable (sobre todo al principio) y los beneficios llegan al cabo del tiempo, así que la parte más instintiva de nuestro cerebro tiende a rechazarlo.

Por eso hemos puesto tanto énfasis en los «días oasis», para minimizar el efecto de rechazo que te puede generar la keto al provocar tantos cambios de golpe. Con todo, queremos ir un poco más allá y profundizar más en todos los mecanismos de creación de hábitos, ya que te será muy útil entenderlos para implementar la keto, el ayuno o nuestra gran amiga la actividad física. Y es que existe otra manera de crear o cambiar un hábito que no requiere de fuerza de voluntad. Es un método que se basa en **generar las circunstancias para que el hábito que deseas surja de forma automática y sin tener que pensar**.

Pero antes de crear ningún sistema, tenemos que conocer bien la estructura de un hábito.

LAS CUATRO LEYES PARA CREAR UN HÁBITO (O DESHACERTE DE ÉL)

Los comportamientos que crean hábitos constan de cuatro fases:

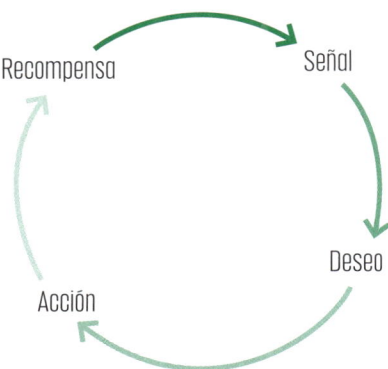

El hábito se crea cuando la anticipación de la recompensa hace que, al percibir la señal, automáticamente realicemos la acción sin pensar hasta llegar a la recompensa.

Para entenderlo mejor, vamos a poner un ejemplo:

1. Ves un pastel.
2. Se te hace la boca agua.
3. Te comes el pastel.
4. Sientes un placer extático en las papilas gustativas y refuerzas el hábito de comer cosas dulces.

Cada uno de estos cuatro pasos es una diana en la que incidir para crear un hábito y que podemos enunciar como cuatro leyes:

1. Hazlo más evidente.
2. Hazlo más atractivo.
3. Hazlo más fácil.
4. Hazlo más satisfactorio.

Si, por el contrario, lo que quieres es eliminar un mal hábito, simplemente aplica las leyes al revés.

1. Hazlo menos evidente.
2. Hazlo menos atractivo
3. Hazlo más difícil.
4. Hazlo menos satisfactorio.

Las cuatro leyes te ayudan a crear un entorno o un sistema que propicie ciertos comportamientos y desincentive otros.

Estudiemos un poco más estas leyes.

LEY 1: HAZLO MÁS/MENOS EVIDENTE

La manera más simple de incentivar un hábito es lograr que la señal que lo desencadena sea más fuerte. Si quieres evitarlo, basta con atenuarla.

Cuanto más evidente sea la señal, más fácil será que realices la acción; cuanto más escondida esté, más difícil.

> Te ponemos algunos ejemplos para que veas lo poderoso que es este sencillo cambio:
>
> - **Si quieres tocar más la guitarra, sácala del armario y déjala en el sofá.** Es probable que, cuando te sientes, la cojas automáticamente para tocar algunos acordes.
> - **Si quieres comer más brócoli, déjalo a la vista en la cocina.** Cuando sientas hambre, será el alimento que te encontrarás por defecto.
> - **Si quieres mirar menos Instagram, elimina las notificaciones.** Ojos que no ven, corazón que no siente.
> - **Si no quieres comer comida procesada escóndela o, mejor, elimínala de la despensa.** Es probable que tengas menos antojos de comerla.

LEY 3: HAZLO FÁCIL/DIFÍCIL

Esta ley también es muy fácil de aplicar.

- **¿Quieres empezar a entrenar?** Comienza con solo dos minutos y poca intensidad. ¡Seguro que esto lo podrás hacer!
- **¿Quieres cambiar tus hábitos alimenticios?** Haz que sea más fácil comer saludable y más complicado comer mal, al menos en casa. Seguro que, cuando tengas un antojo de patatas fritas de bolsa, te será más fácil resistirlo si tienes que salir de casa, bajar a la tienda y comprarlas que si solo tienes que abrir la despensa.

LEYES 2 Y 4: HAZLO MÁS/MENOS ATRACTIVO Y HAZLO MÁS/MENOS SATISFACTORIO

Las leyes 2 y 4 son igual de poderosas que la 1 y la 3, pero un poco más complicadas de poner en práctica.

> Te damos algunas ideas:
>
> - La técnica de **«la agrupación de tentaciones»**, donde asocias un placer con el hábito que quieres crear. Ejemplo, ver una serie de Netflix mientras corres en la cinta.
> - Crear **recompensas secretas y variables si consigues ciertos objetivos**. Ejemplo, hace unos cuantos años, entrenando para un triatlón, Oriol se apuntó diez recompensas (comer un helado, una sesión de masaje…), las puso en unos sobres y los mezcló. Si conseguía su hito en el entrenamiento abría un sobre al azar. ¡Fue superdivertido!

Como ves, estas leyes para crear un hábito no requieren de fuerza de voluntad, sino de pequeñas acciones, pequeños pasos, que te ayudarán un poco día a día.

Nuestra recomendación es que empieces con las leyes 1 y 3. Son más fáciles de aplicar. Solo tienes que dedicar un rato a cambiar tu entorno y luego viene la magia: **los efectos de las cuatro leyes de los hábitos se multiplican**. Cada pequeño cambio que apliques aumentará las probabilidades de que modifiques tus hábitos. Con dos o tres cambios, será muy probable que lo consigas.

TRANSCENDER LOS HÁBITOS, SUBIR DE NIVEL Y CREAR UNA NUEVA IDENTIDAD

Imagínate que eres Michael Phelps o Simone Biles.

En el pico de su carrera, estos atletas de altísimo nivel entrenaban seis horas al día, seis días a la semana, a una intensidad elevadísima.

¿Te imaginas cómo sería tu vida si dedicaras un tercio del tiempo que estás despierto a nadar o a hacer saltos acrobáticos?

¡Nosotros nos agotamos solo de pensarlo!

Realizar este volumen de entrenamiento de forma continuada no se consigue solo con fuerza de voluntad ni a base de trucos para crear hábitos.

Estos atletas se plantean retos inmensos y también pasan malas noches y se levantan muchos días agotados. Pero se van a entrenar igualmente.

¿Su secreto?

La imagen mental que Phelps y Simone tienen de sí mismos es la de un atleta de élite que se esfuerza y que entrena al máximo para ser campeón y, por tanto, eso es lo que hacen.

Lo interesante del caso es que ni Phelps ni Biles nacieron con la identidad de «deportista de élite». Se la forjaron con el tiempo:

- Primero crearon el hábito de entrenar.
- A base de constancia, trascendieron el hábito y crearon la identidad.

Si este ejemplo te queda un poco lejos, permítenos que te contemos la experiencia personal de Oriol.

A los diecisiete años, Oriol tenía sobrepeso y estaba fofo. Sabía que debía hacer ejercicio, pero **pensar en correr o jugar al fútbol le generaba urticaria**.

Esto cambió el día en que se fue de excursión con un amigo y descubrió que pasear por la montaña le gustaba.

Aprovechó ese impulso para apuntarse a un grupo de excursionistas y empezó a salir con regularidad al monte. Tuvo la suerte de conectar muy bien con la gente del grupo al que se unió y en poco tiempo pasaron a ser sus mejores amigos (y muchos aún lo son).

Visto en retrospectiva, lo que hizo Oriol es aplicar las cuatro leyes:

> 1. Al formar parte de un grupo, cada mes tenía una actividad programada, así que eran muy **evidentes** en su vida.
> 2. Salía con sus amigos, y esto lo hacía muy **atractivo**.
> 3. Era **fácil** organizar las excursiones, y andar era un deporte que podía practicar **sin sufrir**, dadas sus limitadas capacidades atléticas.
> 4. Se lo pasaba genial y empezó a sentirse feliz con su cuerpo. **¡Disfrutaba muchísimo!**

Y luego sucedió algo mágico.

Con el tiempo empezó a percibirse a sí mismo como un «excursionista». Y como tal, quería estar en buena forma para subir las montañas con más facilidad y comenzó a correr... luego a escalar... luego a hacer alpinismo... y ¡por último a hacer HIIT! Su identidad se transformó de tal manera que, a los 45 años, lo que le genera urticaria es justamente no poder entrenar.

CÓMO TRANSFORMAR TU IDENTIDAD

Esperamos que con estos dos ejemplos veas claro que, si quieres que hacer keto o practicar deporte no supongan un problema en tu vida, tienes que percibirte como una persona «keto» o como «deportista», y esto se aplica a cualquier otro hábito.

Ya verás que es más fácil de lo que crees.

El truco es realizar esta transición con un sistema sólido que no requiera de fuerza de voluntad y haga casi inevitable el cambio.

Para conseguirlo, te recomendamos las siguientes estrategias:

1. REALIZA CAMBIOS MUY PEQUEÑOS

Una vez que hayas aplicado las cuatro leyes para crear un hábito, tu siguiente objetivo es ser muy constante con estos cambios.

El secreto de la constancia es hacerte las cosas fáciles y agradables. No intentes abordar grandes cambios, ya que es muy probable que la propia resistencia al cambio te genere estrés y te haga fracasar. Empieza con cambios pequeños que no rompan tu motivación.

Los hábitos son la representación de la historia que te cuentas a ti sobre quién eres. Cada vez que ejecutas un hábito, estás votando sobre qué tipo de persona eres.

- Cada día que hagas deporte, será un voto hacia tu identidad de deportista.
- Cada día que hagas keto, será un voto hacia tu identidad de persona que come sano.

TUS ACCIONES CREAN TU IDENTIDAD.

Por eso es tan importante la constancia: debes emitir tantos votos a favor como puedas de la identidad que quieres alcanzar. Debes convertirte en aquello que quieres ser, aunque todavía no lo seas.

Pero es evidente que estos «microcambios» te generarán poco estímulo.

Por eso es buena idea complementar los microcambios con…

2. TENER UN OBJETIVO QUE TE GENERE MOTIVACIÓN

Estamos seguros de que las veces que has hecho dieta no has pensado: «Cómo me encantaría llegar a casa y comerme un brócoli».

¡Esto no lo ha hecho nadie, nunca, en toda la historia de la humanidad!

El brócoli, a pesar de ser una verdura fantástica, no es una recompensa suficientemente placentera.

Pero, ¿a cuántas personas hemos visto perder grasa cuando están buscando novio o novia? En ese caso, el objetivo es muy claro y motivador. **Para vencer la resistencia de nuestro cerebro a cambiar es MUY importante que el resultado nos motive lo suficiente.**

Si tu motivación para hacer keto es mantenerte saludable o perder tres kilos es probable que sea insuficiente para vencer las resistencias.

Tómate tu tiempo para pensar qué subyace en tu objetivo que realmente te haga vibrar, que te arranque una sonrisa con solo imaginártelo:

- «Sentirme más joven a los 40 que a los 30».
- «Poder quitarme la camiseta este verano en la playa con orgullo».
- «Verme bien en bañador».

Lo importante es que puedas imaginarte en este sueño y que te llene de emoción.

¡Ojo!

El objetivo tiene que ser motivador, pero realista. Si no, creará el efecto contrario cuando no lo consigas.

Nuestra recomendación es que te propongas un objetivo SMART (específico, medible, alcanzable, relevante y concreto en el tiempo).

¡Atención también con la mochila que llevas!

Es probable que no sea la primera vez que intentas hacer dieta en tu vida y lleves contigo los fracasos anteriores. Si has sufrido bastantes fracasos, puede que te sabotees de forma inconsciente.

Es fácil que percibas tu esfuerzo como inútil porque hay una parte de ti que sabe que no lo conseguirá. **Este es un veneno que contamina todo lo que haces.**

Es importante que, cuando tomes la decisión, abandones toda creencia de que no vas a ser capaz; de hecho, debes generarte una convicción absoluta de que el éxito está asegurado.

Vamos a ayudarte:

> Cierra los ojos y repite estas palabras:
> - ¡Voy a conseguirlo!
> - Soy tan megacrack que tengo el éxito asegurado.
> - ¡Este es el mejor libro que he leído en mi vida!

Bromas aparte, tener un buen objetivo, motivador y asequible, te será de gran utilidad a la hora de practicar la constancia necesaria para crear un hábito, pero no te preocupes, no tendrás que estar toda la vida buscando retos.

La gracia de todo este proceso es hacerlo sencillo, divertido e inevitable hasta el momento en que transformes tu identidad. Entonces, habrás ganado la partida.

Una vez que seas una persona que come sano, ya no tendrás que esforzarte más, ya que lo que antes era imposible ahora te será fácil y te resultará natural.

Te lo decimos por experiencia propia. Nosotros hemos pasado por este mismo camino, hemos vivido el fracaso y también gozado del éxito.

Ahora es tu turno.

ANEXO: PLANIFICACIÓN KETO

Si algo hemos aprendido en estos años es que para muchas personas la propuesta de un menú (estático, rígido) con frecuencia puede generar más ansiedad que beneficio.

¿Qué pasa si en el menú dice merluza y no la encuentro?

¿Y si la verdura que me han puesto es brócoli, y no es la temporada?

¡Nooo, odio el atún y sale dos veces en el menú!

Este tipo de comentarios, que parecen tan graciosos, han sido nuestro pan de cada día durante muchos años. Por eso, estuvimos dudando de si añadir menús en este libro. Al final, pensamos que contar con un plan semanal, bien entendido, puede sernos de ayuda e incluso aportarnos algunas ideas sobre cómo montar nuestra propia versión.

En este capítulo te presentamos sugerencias para que crees tu propio menú adaptado a tus necesidades. Incluimos también una lista de alimentos que recomendamos y otra de los que desaconsejamos, y compartimos contigo un ejemplo de lo que puede ser un menú semanal.

¡Por favor, no te tomes el menú al pie de la letra, sino más bien como una inspiración! Y puedes intercambiar pescados, carnes y vegetales entre sí sin problema para que se adapte a tus gustos y necesidades.

SUGERENCIAS INICIALES

1. Ajusta los horarios de las ingestas a tu jornada y biorritmos de hambre/sueño/deporte/trabajo ⟶ una propuesta que habitualmente sienta bien es comer a las doce o a la una del mediodía y cenar a las siete de la tarde. Pero esto son solo sugerencias, no matemáticas, y debes guiarte por tus sensaciones de hambre y saciedad. Y eso implica que no siempre será igual: habrá días en que hagas dieciocho horas de ayuno, otros diez horas y otros en que, tras una comilona de fin de semana, te saltes la cena.
2. No ponemos cantidades puesto que también es importante que te sacies. Algunos días comerás más, otros días menos. Prioriza en este caso el consumo de proteína y grasa para que salgan los macronutrientes keto que ya conoces.
3. Si te pierdes, puedes usar una aplicación de recuento de macronutrientes para ver si mantienes los carbohidratos a raya. Pero no te obsesiones con las mediciones. Una vez que te hayas hecho una idea de cómo son los platos, relájate y olvida los porcentajes y números. Se trata de disfrutar y vivirlo con naturalidad.
4. No tengas miedo de saltarte el menú y seguir con tu vida social. Es fácil pedir unos huevos, carne o pescado a la plancha con una ensalada en cualquier restaurante.

ALIMENTOS PERMITIDOS

- Huevos
- Pescado y marisco salvaje
- Carne (eco y de pastoreo): ternera, cordero, caballo, pollo, pavo, conejo, cerdo (blanco e ibérico)
- Vegetales bajos en carbohidratos (prebióticos): acelgas, espinacas, calabacín, trigueros, pimientos, berenjenas, setas, lechugas…

- Grasa: aceitunas, aceite de oliva extra virgen, aceite de coco, aguacate, mayonesas y salsas caseras, frutos secos bajos en carbohidratos (macadamias, nueces, pecanas, nueces de Brasil, almendras, avellanas…)
- Alimentos probióticos: vinagre de manzana sin pasteurizar ni filtrar, fermentados sin pasteurizar (pepinillos, alcaparras, kimchi…), encurtidos, yogur/kéfir de coco, kombucha baja en azúcares…
- Bebidas: infusiones, agua rica en minerales, agua de mar, café de calidad…

Te recordamos, también, que, con el QR que encontrarás al final del libro, podrás descargarte un póster con los alimentos permitidos de la dieta cetogénica.

ALIMENTOS QUE HAY QUE MODERAR

- Frutos rojos (fresas, arándanos, moras…): es fácil comer muchos de una sentada y que suban los carbohidratos. Simplemente tenlo en cuenta.
- Cebolla, puerro, tomates… Son vegetales que se encuentran en un lugar intermedio en cuanto a carbohidratos, por lo que es mejor moderar el consumo, sobre todo si te estás iniciando en keto.
- Embutidos naturales. Si los consumes, que tengan el mínimo de aditivos posible y, al ser más hedónicos, ojo con que no desplacen a otros alimentos.
- Fermentados lácteos de cabra u oveja (queso, yogur, kéfir…): encajan bien por macronutrientes, pero intenta no abusar de ellos.
- Chocolate (mínimo 85 por ciento de cacao).
- Procesados keto: si los consumimos, mejor si son caseros (crackers, pan de tahini…) o postres puntuales (cookies, rocas, brownie…).
- Bebida vegetal de almendra o coco: si se consume, debe ser en muy poca cantidad.

ALIMENTOS QUE HAY QUE EVITAR

- Fruta
- Tubérculos
- Cereales
- Legumbres
- Lácteos de vaca
- Edulcorantes: estevia, eritritol…

PROPUESTAS DE MENÚ SEMANALES

Lunes
- Rúcula, aguacate, aceitunas
- Churrasco de ternera con pimientos verdes asados
- Kombucha con agua de mar

- Caldo de huesos
- Huevos rotos sobre palitos de calabacín, espárragos trigueros y jamón ibérico
- Infusión relajante

Martes
- Brócoli al vapor
- Hamburguesa de pollo a la plancha con mayonesa casera de mostaza
- Puñado de arándanos

- Mejillones al vapor
- Escalivada con caballa en aove y huevos duros
- Yogur de coco con crema de avellanas

Miércoles	• Espinacas frescas, aguacate, pepino y fresas
• Costillas de cordero a la plancha o bien hígado de ternera a la plancha o encebollado
• Infusión digestiva

• Coliflor al vapor
• Gallo a la plancha
• Acompañamiento de mayonesa de aguacate, lima y cilantro
• Pecanas
Jueves	• Alcachofas y berenjenas al horno
• Butifarra o secreto ibérico
• Kombucha con jengibre

• Puré de calabacín con huevos duros, virutas de ibérico y semillas
• Infusión buenas noches
Viernes	• Espaguetis de calabacín salteados en aceite picante
• Calamares a la plancha con mojo verde
• Kombucha con agua de mar

• Espinacas o acelgas salteadas en ghee y picada de frutos secos
• Contramuslos de pollo al horno
• Moras

Sábado	- Rúcula, aguacate, pepino y aceitunas
- Sardinas con ajo y perejil
- Infusión digestiva

- Puré de espárragos trigueros
- Tortilla de nabo
- Macadamias |
| Domingo | - Escarola con aguacate
- Ketocrackers caseros
- Tartar de salmón salvaje o eco (aguacate, tomates cherri, cilantro…)
- Rocas

- Calabacín y setas salteadas
- Entrecot de ternera
- Kombucha natural |

DESAYUNO OPCIONAL

Solo si necesitas hacer tres comidas (y también podrían ser propuestas si sueles desayunar y no cenar):

- BULLETPROOF COFFEE (incluso lo puedes tomar como una herramienta temporal para introducirte en el ayuno intermitente y lograr saciedad, producir cetonas y espaciar hasta la primera comida).
- HUEVOS revueltos con vegetales o champiñones, tortilla, huevos a la plancha, pochados, etc. + jamón ibérico, beicon, panceta, chistorra natural + rúcula, aguacate.
- AGUACATE con salmón ahumado, chafado con caballa…
- YOGUR DE COCO con semillas de chía, frutos secos e incluso algún fruto rojo (moras, arándanos…).

Esto son solo algunos ejemplos. Si nos sigues en RRSS, verás que publicamos muchas de las recetas que nosotros mismos preparamos.

¡Buen apetito!

GUÍA DIGITAL DE LOS ALIMENTOS PERMITIDOS EN LA DIETA CETOGÉNICA

Este libro se terminó de imprimir en Casarrubuelos, Madrid,
en enero de 2024.